学霸笔记通关系列丛书

全国卫生专业技术资格考试

学霸笔记

主管护师

润德教育　编写

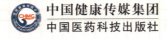

中国健康传媒集团
中国医药科技出版社

内 容 提 要

主管护师是从事护理专业工作的人员通过护理学（中级）考试而取得的资格认证，代表了护理学（中级）技术资格职业要求的水平与能力，是单位聘任相应技术职务的必要依据。为了帮助广大护考生高效备考，我们重磅推出学霸笔记通关系列丛书，本书具有三大特点：第一是只保留考试必要的考点，简明扼要，化繁为简；第二是针对难记的考点，精心设计巧妙的速记方法，让广大护考生牢记考点，提升备考效率；第三是更加形象生动，针对晦涩难懂、抽象复杂的知识点匹配独家手绘图，能帮助考生理解和学习。三大特点强强联合，辅以彩色印刷，图、文汇总，让考试更加简单直观，是备战护理学（中级）考试必不可少的学习用书。

图书在版编目（CIP）数据

全国卫生专业技术资格考试主管护师学霸笔记 / 润德教育编写 . — 北京：中国医药科技出版社，2022.12

（学霸笔记通关系列丛书）

ISBN 978-7-5214-3688-4

Ⅰ . ①全… Ⅱ . ①润… Ⅲ . ①护理学—资格考试—自学参考资料 Ⅳ . ① R47

中国版本图书馆 CIP 数据核字（2022）第 221030 号

美术编辑　陈君杞

责任编辑　高延芳

出版　**中国健康传媒集团** | 中国医药科技出版社

地址　北京市海淀区文慧园北路甲 22 号

邮编　100082

电话　发行：010-62227427　邮购：010-62236938

网址　www.cmstp.com

规格　787 × 1092mm $\frac{1}{16}$

印张　12 $\frac{1}{4}$

字数　306 千字

版次　2022 年 12 月第 1 版

印次　2024 年 4 月第 2 次印刷

印刷　天津市银博印刷集团有限公司

经销　全国各地新华书店

书号　ISBN 978-7-5214-3688-4

定价　**48.00 元**

获取新书信息、投稿、为图书纠错，请扫码联系我们。

前言

　　亲爱的考生，您好，在茫茫书海中能选择我们是一种缘分，也是一种肯定。通过主管护师考试是晋升中级职称的必要条件，但备考过程中难免遇到很多困难与阻碍。考点繁多，时间琐碎，该如何快速轻松通过考试，首要的秘诀是把握重要、高频考点。因此为了助力大家顺利通过考试，我们总结多年的考试规律，精心打造了这本学霸笔记。该书有三大特点：

　　第一，精简。浓缩就是精华，本书只保留考试必要的考点，简明扼要，化繁为简，让您的复习效率大幅度提高。

　　第二，巧记。好记性不如烂笔头，烂笔头不如好的记忆方法。本书针对难记的考点，精心设计了巧妙的记忆方法，让您牢记考点，轻松拿下每一分。

　　第三，生动。本书针对晦涩难懂、抽象复杂的知识点匹配独家手绘图，形象生动，让您透彻理解考点。

　　每记住一个考点，成功就增加一分！我们衷心希望您在学霸笔记的帮助下顺利通关，加油！

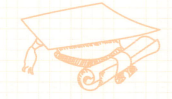

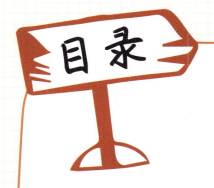

目录

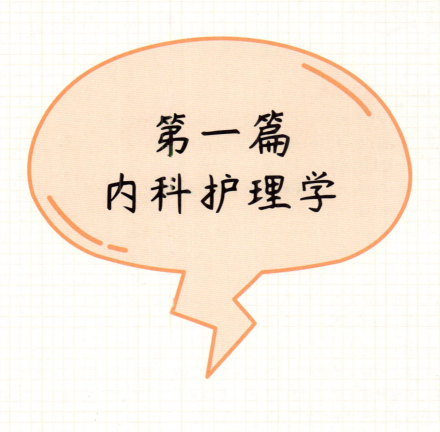

第一篇
内科护理学

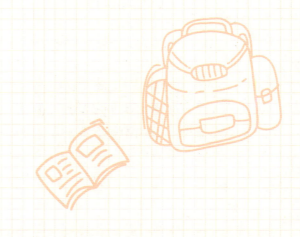

第一章 呼吸系统疾病病人的护理

考点一 呼吸道

下呼吸道解剖：右肺三叶，左肺两叶

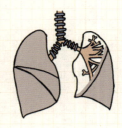

上呼吸道→鼻、咽、喉
下呼吸道→气管、支气管、肺

 小贴士

以环状软骨为界将呼吸道分为上、下呼吸道
以屈氏韧带为界将消化道分为上、下消化道

考点二 肺的通气和换气功能

指标	内容
潮气量	平静呼吸时，每次吸入或呼出的气体量；成人正常值为 400～500毫升/次
每分通气量	每分钟吸入或呼出的总气体量，正常成人每分通气量为 6～8L
肺泡通气量	吸气时进入肺泡进行气体交换的气量，又称有效通气量

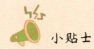 小贴士

肺通气：肺与外环境之间的气体交换
肺换气：肺泡与血液之间的气体交换

考点三 呼吸系统疾病病人的症状评估

1. 咳嗽、咳痰：呼吸系统疾病最常见症状

2. 肺源性呼吸困难

吸气性呼吸困难→喉头水肿、痉挛、气管异物、肿瘤
呼气性呼吸困难→支气管哮喘、慢性阻塞性肺气肿
混合性呼吸困难→肺部组织广泛病变

3. 咯血

小量咯血：< 100ml/24h
中量咯血：100～500ml/24h
大量咯血：> 500ml/24h或一次咯血量 > 100ml

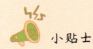 小贴士

吸气性呼吸困难可出现"三凹征"

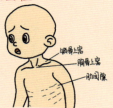

考点四 急性上呼吸道感染

1. 急性上呼吸道感染 70%～80% 由病毒引起
2. 细菌性咽、扁桃体炎多由溶血性链球菌引起

考点五 慢性支气管炎

要点	内容
病因	吸烟：关系密切 感染：慢支急性发作的重要因素
临床表现	特征：慢性反复发作的咳嗽、咳痰或伴喘息 诊断：以上特征每年发病持续3个月，连续2年或以上，排除其他心肺疾患 并发症：慢性阻塞性肺气肿或慢性肺心病
治疗	急性发作期以控制感染为主

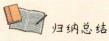

归纳总结
叩诊音知多少？
鼓音：气胸
过清音：肺气肿
清音：正常肺组织
浊音或实音：肺实变、大量胸腔积液

考点六 慢性阻塞性肺气肿

慢阻肺时发生了什么？

正常　　慢阻肺

气道变窄，肺泡弹性回缩力降低，从而出现呼吸不畅

要点	内容
病因	慢性支气管炎（最常见）
临床表现	症状：逐渐加重的呼吸困难 体征：桶状胸，语颤减低，叩诊呈过清音 并发症：自发性气胸、慢性肺心病
治疗	急性加重期：控制感染 稳定期（家庭氧疗）：1~2L/min，持续鼻导管给氧，吸氧时间每天15小时以上，夜间睡眠时不可间歇
护理	每天饮水在1500ml以上，稀释痰液

小贴士

慢性支气管炎
↓
慢性阻塞性肺气肿
↓
缺氧
↓
肺动脉高压
↓
右心室肥大
↓
右心衰竭
↓
慢性肺源性心脏病

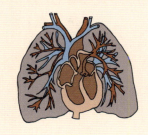

考点七 慢性肺源性心脏病

要点	内容
病因	COPD最常见（诱因：呼吸道感染）
发病机制	肺心病发生的先决条件：肺动脉高压形成 肺动脉高压形成的最重要因素：缺氧
临床表现	1.肺、心功能失代偿期 ①呼吸衰竭：呼吸困难加重、肺性脑病（表情淡漠、神志恍惚、谵妄） ②右心衰竭：肝-颈静脉回流征阳性 2.并发症：肺性脑病（主要死亡原因）

要点	内容
辅助检查	心电图：右心室肥大，肺型 P 波
治疗	治肺为主，治心为辅
护理	缺氧伴二氧化碳潴留者给予持续低浓度、低流量吸氧（25%～29%，1～2L/min） 重症病人避免使用镇静药、麻醉药、催眠药（抑制呼吸中枢和咳嗽反射）

考点八 呼吸功能锻炼

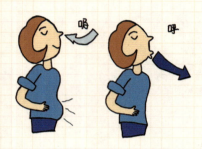

方式	内容
腹式呼吸	鼻吸口呼，深吸缓呼，吸气时尽力挺腹，呼气时收缩腹部
缩唇呼吸	呼气时口唇缩成吹口哨状，吸、呼时间比为1：2或1：3

考点九 支气管哮喘

要点	内容
病因	遗传＋环境，如吸入物、感染、食物、气候变化、运动、药物（普萘洛尔、阿司匹林）
发病机制	本质：气道慢性炎症 基本特征：气道高反应性 神经机制：迷走神经张力亢进
临床表现	症状：发作性伴有哮鸣音的呼气性呼吸困难 体征：寂静胸（严重哮喘发作时可无哮鸣音） 并发症：自发性气胸

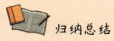 归纳总结

低低持？

COPD、慢性肺心病、Ⅱ型呼衰患者均选择低浓度、低流量持续给氧（流量为1～2L/min）

 小贴士

只要记住呼气时间长，我们就可以搞定吸、呼时间比或呼、吸时间比！

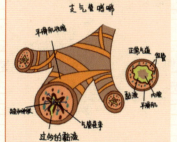

 小贴士

COPD、支气管哮喘＋突感呼吸困难＋胸痛→气胸（X线检查）

要点	内容
治疗	1.脱离过敏原：最有效 2.药物治疗 ① β_2受体激动剂：控制哮喘急性发作首选药，如沙丁胺醇、特布他林，首选吸入法 ②茶碱类：氨茶碱 ③抗胆碱药：适用于夜间哮喘和痰多者 ④糖皮质激素：最有效抗炎药 ⑤色甘酸钠：预防过敏原或运动诱发的哮喘
护理	每天饮水 2500 ～ 3000ml，补充丢失水分，稀释痰液

 巧记

哮喘药物治疗
激动控症
抗炎吃糖
解喘饮茶
预防色酸

考点十 支气管扩张症

要点	内容
病因	支气管-肺组织感染和阻塞：婴幼儿麻疹、支气管肺炎、百日咳最常见
临床表现	1.症状 ①慢性咳嗽：晨起或晚上卧床时咳嗽、痰量增多 ②大量脓痰：痰液静置后分三层 ③反复咯血 2.体征：病变部位持续存在湿啰音，杵状指（趾）
辅助检查	高分辨CT检查是主要诊断方法
治疗	控制感染、痰液引流、处理咯血、手术治疗
护理	1.每天饮水 1500ml 以上 2.痰液引流在饭前进行，每次 15 ～ 20 分钟，每日 1 ～ 3 次，使病变部位处于高处，引流支气管开口向下

 小贴士

静置后痰液分三层可见于？
支气管扩张、肺脓肿

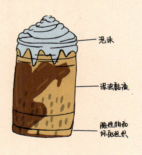
（图中标注：泡沫、浑浊黏液、脓性细胞和坏死组织）

考点十一 肺炎链球菌肺炎

要点	内容
诱因	受凉、淋雨、过劳、醉酒、长期卧床、呼吸道感染
临床表现	症状：起病急骤，高热（稽留热），铁锈色痰 体征（肺实变）：触觉语颤增强，叩诊浊音 并发症：感染性休克
辅助检查	痰涂片或培养可见肺炎链球菌

归纳总结

哪些是首选青霉素的疾病？
肺炎链球菌肺炎、梅毒、猩红热

续表

要点	内容
治疗	1. 抗菌：首选青霉素，热退后继续用药3天，一般疗程7～10天 2. 感染性休克：补充血容量
护理	剧咳胸痛者取患侧卧位

巧记

"送衣服支援红军"

首选红霉素的疾病：

衣原体肺炎

支原体肺炎

军团菌肺炎

考点十二 各种类型肺炎的X线检查

肺炎类型	X线表现
肺炎链球菌肺炎	病变部位呈大片均匀、致密阴影，局限于一叶或一肺段
支原体肺炎	多种形态浸润影，呈节段性分布，以肺下野多见
军团菌肺炎	早期为斑片状浸润阴影，继而肺实变，下叶较多见
革兰阴性杆菌肺炎	两肺多发的、小叶斑片状病灶，可融合呈大片状阴影，病变区可见小脓肿或空洞

考点十三 不同痰液提示的疾病

- 白色泡沫或黏液痰转为黄色→细菌感染（金葡菌）
- 草绿色痰→铜绿假单胞菌感染
- 痰中呈红色或红棕色→支扩、肺癌、肺结核
- 红褐色或巧克力色痰→阿米巴脓肿
- 果酱样痰→肺吸虫病
- 粉红色泡沫痰→急性左心衰
- 铁锈色痰→肺炎链球菌感染
- 红棕色胶胨状痰→肺炎克雷伯菌感染
- 恶臭味→厌氧菌感染

巧记

红胶雷

红棕色胶胨状痰→肺炎克雷伯菌感染

考点十四 肺结核流行病学

要点	内容
病原体	1. 结核分枝杆菌（人型） 2. 烈日下暴晒2～7小时、5%～12%甲酚皂溶液接触2～24小时、70%酒精接触2分钟或煮沸5分钟均可杀灭 3. 最简易灭菌法：将痰吐在纸上直接焚烧
传染源	排菌的肺结核病人（痰菌阳性）
传播途径	呼吸道飞沫传播

考点十五 肺结核分型

肺结核	特点
原发型肺结核	多发于儿童或初次感染的成年人 X线呈哑铃形阴影
血行播散型肺结核	急性儿童多见，常伴结核性脑膜炎 X线可见大小一致、密度一致、分布均匀的粟粒状阴影
浸润型肺结核	最常见的继发性肺结核，多见于成年人
慢性纤维空洞型肺结核	此型病程最长 结核病重要传染源（痰中常有结核分枝杆菌）
结核性胸膜炎	胸腔积液：渗出液、草黄色、细菌培养可找到结核分枝杆菌

原发型肺结核

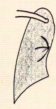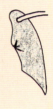
急性粟粒型肺结核

考点十六 肺结核辅助检查

辅助检查	内容
结核菌检查	确诊；判断是否具有传染性
X线检查	早期发现肺结核、判断肺结核分型 诊断肺结核的常规首选方法
结核菌素（PPD）试验	取0.1ml结核菌素稀释液在前臂掌侧做皮内注射，48～55小时后测皮肤硬结直径 1.阳性：接种过卡介苗或受过结核分枝杆菌感染，并不一定患病 2.阴性：不一定排除结核分枝杆菌感染

小贴士

PPD试验观察的是硬结直径，而不是红晕

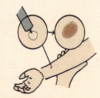

实验结果：

< 5mm为阴性

5～9mm为一般阳性

10～15mm为中度阳性

> 15mm或局部出现双圈、水疱、坏死或淋巴管炎为强阳性

考点十七 抗结核化学药物治疗

化疗原则：早期、联合、适量、规律、全程

药物	主要不良反应	巧记
异烟肼（H）	周围神经炎	一周
乙胺丁醇（E）	球后视神经炎	以后
链霉素（S）	听力障碍、肾功能损害	练听力
利福平（R）	肝功能损害、过敏反应，体液及分泌物呈橘黄色，使隐形眼镜永久变色	利肝
吡嗪酰胺（Z）	胃肠道不适、高尿酸血症	安胃肠

巧记

1.抗结核化疗原则：早恋要适当规劝

2.抗结核化疗药物不良反应：一周以后练听力，利肝安胃肠

考点十八　肺脓肿

要点	内容
病因	吸入性肺脓肿（最常见）：厌氧菌占大多数 血源性肺脓肿：金葡菌最常见 继发性肺脓肿
临床表现	高热（弛张热）、咳嗽、咳脓痰或脓臭痰 慢性肺脓肿（病程超过3个月）常有杵状指
治疗	1.抗菌和痰液引流（关键） 2.手术： ①肺脓肿病程超过3个月，内科治疗不能减少脓腔，并有反复感染、大咯血者 ②伴有支气管胸膜瘘或脓胸经抽吸冲洗脓液疗效不佳者

杵状指

考点十九　原发性支气管肺癌分类

1. 解剖学分类

中央型肺癌：约占肺癌的3/4，多为鳞癌、小细胞癌
周围型肺癌：约占肺癌的1/4，多为腺癌

2. 组织学分类

鳞癌：最常见，多见于老年吸烟男性
小细胞癌：恶性程度最高，对放、化疗较敏感
大细胞癌
腺癌：女性多见，多为周围型

巧记

小细胞癌的特点：

小恶、小敏，预后最差

考点二十　原发性支气管肺癌

要点	内容
病因	吸烟
临床表现	早期以刺激性咳嗽为主
辅助检查	胸部X线：发现肺癌最常用和首选的方法，可见团块状阴影，有切迹或毛刺等直接征象 纤维支气管镜：中央型肺癌
治疗	1.手术：非小细胞癌 2.放、化疗：小细胞癌 3.药物止痛 ①选择药物：癌痛控制的三阶梯方案 ②按时给药：24小时内定时给药，而不是疼痛后给药 ③给药途径：首选口服，有条件者可用自控用药（PCA）

肺癌解剖学分类

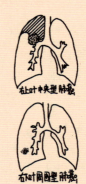

左叶中央型肺癌

右叶周围型肺癌

考点二十一 自发性气胸

要点	内容
诱因	持重物、剧烈运动、剧咳、用力排便、打喷嚏等用力屏气动作
临床表现	胸痛、干咳、呼吸困难（典型症状）
辅助检查	X 线检查

考点二十二 呼吸衰竭分型

要点	I 型呼衰	II 型呼衰
血气分析	$PaO_2 < 60mmHg$，$PaCO_2$ 正常或降低	$PaO_2 < 60mmHg$，$PaCO_2 > 50mmHg$
常见疾病	严重肺部感染、ARDS	COPD 最常见
治疗原则	较高浓度氧（35%～50%）或高浓度氧（> 50%）	低浓度（< 30%～35%）持续给氧

考点二十三 呼吸衰竭

要点	内容
病因	慢性呼吸道疾病（最常见），呼吸道感染为最常见诱因
临床表现	呼吸困难：最早、最突出 发绀：最典型，以低氧血症为主 精神、神经症状：神志淡漠，甚至谵妄、间歇抽搐、昏睡、昏迷（肺性脑病）
辅助检查	血气分析
治疗	呼吸道通畅是纠正缺氧和二氧化碳潴留的先决条件，是治疗的基础
护理	II 型呼衰病人禁用抑制呼吸的药物（吗啡），慎用镇静剂（地西泮）

胸腔闭式引流

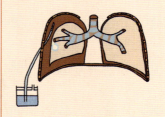

 小贴士

I 型呼衰：只有一个问题

II 型呼衰：两个都有问题

 小贴士

慢性呼吸衰竭、慢性心力衰竭最常见诱因都是呼吸道感染

第二章 循环系统疾病病人的护理

考点一 循环系统的结构与功能

图一：心脏构成

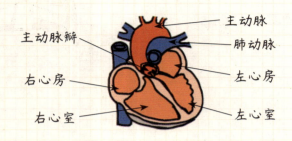

主动脉瓣
主动脉
肺动脉
右心房
左心房
右心室
左心室

图二：心脏传导系统

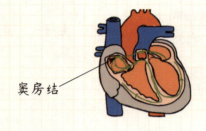

窦房结

冠状动脉分布

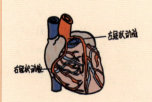

四个心腔：左、右心室，左、右心房
四个瓣膜：二尖瓣、三尖瓣、主动脉瓣、肺动脉瓣
心脏传导系统：窦房结→结间束→房室结→希氏束
→左右束支及其分支→浦肯野纤维网
心脏血供主要来自：冠状动脉

考点二 心功能分级及护理

分级	临床表现	护理措施
I级	活动量不受限，平时一般活动不引起心衰症状	不限制一般活动
II级	体力活动轻度受限，一般活动可出现心衰症状	可从事轻体力活动，增加休息时间
III级	体力活动明显受限，小于一般活动可出现心衰症状	限制活动，卧床休息为主
IV级	不能从事任何体力活动，休息时也可出现心衰症状	绝对卧床休息

巧记

心功能分级：
一正二轻三明显
四级不动也危险

先记最轻和最重的，
再来区分II、III级

考点三 急性心力衰竭（急性左心衰竭）

要点	内容
发病机制	急性肺水肿、心源性休克
临床表现	严重呼吸困难，被迫端坐位，咳大量粉红色泡沫痰，听诊两肺满布湿啰音
治疗	1.体位：端坐位，双腿下垂 2.镇静：静推吗啡，减少躁动，减轻心脏负担；伴颅内出血、神志障碍、慢性肺部疾病时禁用 3.吸氧：氧流量6～3L/min，酒精湿化给氧（降低肺泡内泡沫的表面张力） 4.强心：洋地黄类制剂 5.减轻心脏负担 ①快速利尿剂：静注呋塞米 ②血管扩张剂：硝普钠（动、静脉扩张剂），连续使用时间不超过24小时，现配现用，避光输注

巧记

端坐位，腿下垂
强心利尿打吗啡
血管扩张氨茶碱
乙醇湿化来给氧

考点四 慢性心力衰竭

1.病因
（1）原发性心肌损害：冠心病等
（2）心脏负荷过重
{ 容量（前）负荷过重：主动脉瓣、二尖瓣关闭不全，房缺，室缺，动脉导管未闭，全身血容量增多的疾病（慢性贫血、甲亢）等
压力（后）负荷过重：高血压、肺动脉高压、主动脉瓣及肺动脉瓣狭窄等
2.诱因：呼吸道感染最常见

小贴士

前负荷：心肌收缩之前遇到的阻力或负荷
后负荷：心肌收缩之后遇到的阻力或负荷

考点五 慢性左心衰竭

要点	内容
机制	肺淤血和心排血量减低
症状	1.呼吸困难 ①最早：劳力性呼吸困难 ②典型：夜间阵发性呼吸困难 ③严重时：端坐呼吸 2.咳嗽、咳痰、咯血 3.疲乏、无力、头晕、心慌
体征	肺部湿啰音、交替脉、舒张期奔马律

小贴士

左心衰病人可表现为已入睡后，突然憋醒，被迫坐起，呼吸深快，严重者伴哮鸣音，称"心源性哮喘"

考点六 慢性右心衰竭

要点	右心衰竭
机制	体循环淤血
症状	腹胀、食欲减退、恶心、呕吐（最常见）
体征	1. 水肿：低垂部位开始 2. 颈静脉怒张、肝-颈静脉回流征阳性（特征） 3. 肝大、肝区压痛

考点七 慢性心力衰竭治疗原则

治疗	内容
限盐	食盐量每天不超过5g
强心	正性肌力药：洋地黄类
利尿 （最常用）	噻嗪类利尿剂：氢氯噻嗪 袢利尿剂：呋塞米（速尿） 保钾利尿剂：螺内酯（安体舒通）
扩血管	血管紧张素转换酶抑制剂（ACEI）：卡托普利

考点八 洋地黄类药物

要点	内容
作用机制	增强心肌收缩力，减慢心率
常用制剂	地高辛（口服）、毛花苷丙（静注）
中毒表现	胃肠道：食欲减退、恶心、呕吐 神经系统：视物模糊、黄视、绿视 心血管系统：心律失常，最常见室性期前收缩（多呈二联律）
中毒处理	两停：停用洋地黄、排钾利尿剂 一补：补钾 一纠正：快速性心律失常→苯妥英钠、利多卡因；缓慢性心律失常→阿托品、临时起搏器

考点九 窦性心律失常

窦性心动过缓：心率<60次/分，有症状者用阿托品

窦性心动过速：心率多为100～150次/分，必要时可用β受体阻断剂（普萘洛尔）

病窦综合征：有症状者选用起搏器治疗

巧记

左、右心力衰竭机制：
左肺右体

小贴士

袢利尿剂、噻嗪类利尿剂主要不良反应是低钾血症

巧记

洋地黄禁忌证：
急死的肥黄鱼不能吃
急：急性心梗24小时内
死：严重房室传导阻滞
肥：梗阻性肥厚型心肌病
黄：洋地黄中毒或过量

小贴士

正常窦性心律：冲动起源于窦房结，60～100次/分。心电图示PR间期0.12～0.20秒

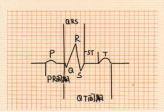

考点十 期前收缩

疾病	心电图特征
房性期前收缩	P波提前发生，形态与窦性P波不同，PR间期 > 0.12秒；QRS波形态正常；代偿间歇不完全
室性期前收缩	QRS波群提前出现，时限 > 0.12秒，宽大畸形，其前无P波；ST-T与主波方向相反；代偿间歇完全

考点十一 阵发性心动过速

要点	室上速	室速
病因	无明显器质性病变	器质性心脏病（急性心梗最常见）
心电图	心率150～250次/分，节律规则；QRS波形态及时限正常，P波为逆行性；突发突止	三个或三个以上室早连续出现；QRS波形态畸形，时限 > 0.12秒；心室率100～250次/分，心律一般规则；心室夺获或室性融合波（确诊室速的最重要依据）；多突然发作
治疗	抗心律失常首选维拉帕米；无效时同步直流电复律	首选利多卡因或普鲁卡因胺静注，出现低血压、休克时行同步直流电复律

 小贴士

室上速：房性与房室交界区性阵发性心动过速的统称

室速：室性心动过速

 小贴士

洋地黄中毒引起室速不用电复律，首选苯妥英钠静脉注射，补充钾盐！

考点十二 颤动

要点	心房颤动	心室颤动
病因	风心病二尖瓣狭窄	急性心梗、临终前
临床表现	第一心音强弱不等，心律绝对不规则，脉搏短绌	听诊心音消失，脉搏触不到，血压测不出
心电图	P波消失，代之以350～600次/分小而不规则的f波；心室率100～160次/分；QRS波形态正常	无规则波浪状曲线
治疗	同步直流电复律	非同步直流电复律

 巧记

颤动的治疗：同房室非

一定要记住这个技巧只能用于室颤和房颤

考点十三 房室传导阻滞

房室传导阻滞	心电图特点
一度房室传导阻滞	PR 间期 > 0.20 秒，无 QRS 波群脱落
二度 I 型房室传导阻滞	PR 间期进行性延长，直至 QRS 波群脱落
二度 II 型房室传导阻滞	有间歇性的 P 波与 QRS 波群脱落
三度房室传导阻滞	PP 间隔相等，RR 间隔相等，P 波与 QRS 波群无关

考点十四 人工心脏起搏治疗术后护理

- 沙袋压迫伤口4～6小时
- 平卧8～12小时，禁止右侧卧位
- 持续24小时心电监护
- 最初半年每个月随访1次，3～6个月随访1次，电池耗尽前每个月随访1次

考点十五 心脏瓣膜病杂音特点

瓣膜病	杂音特点
二尖瓣狭窄	心尖部可闻及舒张中晚期隆隆样杂音
二尖瓣关闭不全	心尖部可闻及全收缩期吹风样杂音
主动脉瓣狭窄	胸骨右缘第2或3肋间可闻及收缩期响亮的、吹风样杂音
主动脉瓣关闭不全	胸骨左缘第3、4肋间可闻及舒张期高调叹气样杂音

考点十六 二尖瓣狭窄（最常见的瓣膜病）

要点	内容
病因	风湿热最常见
临床表现	呼吸困难（最常见早期症状） 咯血：肺静脉和支气管静脉间侧支循环破裂 二尖瓣面容：两颧绀红，口唇发绀
并发症	心房颤动：早期并发症，就诊首发症状 栓塞：脑栓塞最常见 右心衰竭：晚期常见并发症 急性肺水肿：重度二尖瓣狭窄严重并发症
辅助检查	X线：左心房增大，心影呈梨形 心电图："二尖瓣型 P 波"，房颤最常见 超声心动图："城墙样"改变

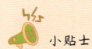

小贴士

人工心脏起搏适应证：严重心脏传导阻滞、病窦综合征、反复发作的颈动脉窦性昏厥和心室停顿

人工心脏起搏器

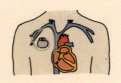

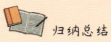

小贴士

心脏瓣膜病最常累及二尖瓣，确诊检查为超声心动图

主狭三联征：呼吸困难、心绞痛、晕厥

归纳总结

交替脉：左心衰
短绌脉：心房颤动
奇脉：心包积液
水冲脉（脉压增大）：主动脉瓣关闭不全、甲亢、动脉导管未闭

二尖瓣面容

考点十七 心绞痛与急性心肌梗死的鉴别

要点	心绞痛	急性心肌梗死
病因	冠状动脉粥样硬化	
诱因	体力劳动、情绪激动、饱餐、寒冷、吸烟	不明显
疼痛性质	压迫、紧缩或发闷感，烧灼感，偶伴濒死恐惧感	性质与心绞痛相似，程度更重，伴大汗、恐惧、烦躁不安、濒死感
部位	胸骨体上段或中段之后，可波及心前区	
时间	3~5min，一般不超15min	数小时或数天
缓解	休息或含服硝酸甘油	含服硝酸甘油不缓解

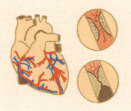

冠脉粥样硬化致血管阻塞

考点十八 心绞痛

要点	内容
辅助检查	心电图：首选检查 冠状动脉造影：确诊主要手段
治疗	1.发作时立即停止活动，卧床休息 2.舌下含服硝酸甘油片，1~2分钟起效，作用持续30分钟左右 3.烦躁不安、疼痛剧烈者可肌注吗啡
护理	低热量、低胆固醇、低盐、高纤维素饮食

舌下含服

考点十九 急性心肌梗死

要点	内容
临床表现	1.疼痛：最早、最突出症状 2.心律失常： ①室性心律失常最多见，尤其是室性期前收缩 ②室颤是心梗病人24小时内死亡的主要原因 ③室颤先兆：频发、成对出现、多源性的室性期前收缩及短阵室性心动过速 ④下壁心肌梗死易发房室传导阻滞
辅助检查	1.心肌坏死标记物增高：肌钙蛋白I和T（最敏感和特异性指标）、肌红蛋白、肌酸激酶同工酶 2.心电图（急性期） ①ST段呈弓背向上抬高：反映心肌损伤 ②宽而深的Q波（最重要）：反映心肌坏死 ③T波倒置：反映心肌缺血

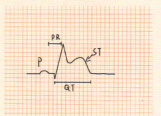

心肌梗死心电图

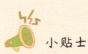

小贴士

心肌梗死定位和定范围

$V_{1~3}$导联：前间壁

$V_{3~5}$导联：局限前壁

$V_{1~5}$导联：广泛前壁

I、aVL导联：高侧壁

II、III、aVF导联：下壁

要点	内容
治疗	1. 再灌注心肌：起病 6 小时（最多 12 小时内） 2. 解除疼痛：肌注哌替啶、皮下注射吗啡

考点二十　心脏骤停

要点	内容
病因	冠心病最多见
临床表现	意识丧失和大动脉搏动消失是最可靠、最迅速判断心脏骤停的依据
治疗	1. 心肺复苏：胸外按压、开放气道、人工呼吸、除颤、药物治疗 2. 脑复苏：脑细胞对缺氧的耐受是 4～6 分钟 3. 复苏后处理：维持循环、肾、呼吸功能

归纳总结

新生儿窒息、溺水抢救时按ABC操作，其他按CAB操作！
A：开放气道
B：人工呼吸
C：胸外按压

考点二十一　高血压分类

类别	收缩压（mmHg）	条件	舒张压（mmHg）
正常血压	< 120	和	< 80
正常高值	120～139	和（或）	80～89
高血压	≥ 140	和（或）	≥ 90
1 级高血压	140～159	和（或）	90～99
2 级高血压	160～179	和（或）	100～109
3 级高血压	≥ 180	和（或）	≥ 110
单纯收缩期高血压	≥ 140	和	< 90

当收缩压和舒张压处于不同级别时，以较高级别为准

考点二十二　高血压

要点	内容	
病因	一定遗传背景下多种后天环境因素共同作用	
临床表现	并发症：血压持续升高，造成脑、心、肾、眼底损伤	
高血压急症	高血压危象	机制：儿茶酚胺分泌过多 血压：收缩压达 260mmHg，舒张压 120mmHg 以上 临床表现：头痛、眩晕、烦躁、恶心、呕吐、心悸、气急、视物模糊

小贴士

高血压急症：高血压病人在某些诱因作用下，血压突然和显著升高（一般超过180/120mmHg），同时伴进行性心、脑、肾等重要靶器官功能不全的表现

要点	内容	
高血压急症	高血压脑病	机制：脑水肿 临床表现：严重头痛、呕吐、神志改变，重者意识模糊、抽搐、昏迷
治疗	非药物	减重：BMI 保持在 20～24kg/m² 限盐：每天平均食盐量降至 6g 戒烟、限酒
	药物治疗	（见下一个考点）
	用药原则	小剂量开始，优先选用长效制剂；联合用药，遵循个体化原则；不必急剧降压，以缓慢降压为宜
	高血压急症治疗	首选硝普钠静脉滴注；有高血压脑病时给予脱水剂（甘露醇）

巧记

高血压用药原则：

小个子长脸

小：小剂量开始

个：个体化

长：优先选长效制剂

脸：联合用药

考点二十三 高血压药物治疗（ABCD）

要点	内容
A	血管紧张素转换酶抑制剂（ACEI）：常用卡托普利，主要不良反应为干咳、高血钾、血管神经性水肿
A	血管紧张素Ⅱ受体阻断剂（ARB）：氯沙坦
B	β 受体阻断剂：抑制心肌收缩，减慢心率，常用美托洛尔；心动过缓、房室传导阻滞、哮喘禁用
C	钙通道阻滞剂（CCB）：常用硝苯地平，长期使用可致胫前水肿
D	利尿剂：氢氯噻嗪，呋塞米

考点二十四 病毒性心肌炎

病因：柯萨奇病毒B感染最常见
治疗：急性期卧床休息

归纳总结

柯萨奇病毒感染引起的疾病：扩张型心肌病、疱疹性咽峡炎、病毒性心肌炎

第三章 消化系统疾病病人的护理

考点一 胃的结构与功能

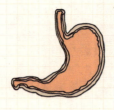

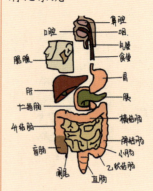
消化系统

胃黏膜层的主要组成细胞及功能

- 主细胞：分泌胃蛋白酶原
- 壁细胞：分泌盐酸、内因子（有助于维生素B_{12}吸收）
- 黏液细胞：分泌碱性黏液
- G细胞：分泌促胃液素（胃泌素）

考点二 慢性萎缩性胃炎

要点	多灶萎缩性胃炎（B型）	自身免疫性胃炎（A型）
病因	幽门螺杆菌（Hp）感染	自身免疫
好发	胃窦部	胃体部
临床表现	上腹部隐痛，食欲不振	上腹部饱胀不适、食欲不振、消瘦、恶性贫血
血清学检查	促胃液素含量下降	促胃液素含量明显增高，壁细胞抗体和内因子抗体均可测得
胃镜	最可靠确诊，可作活检	

考点三 胃溃疡（GU）和十二指肠溃疡（DU）

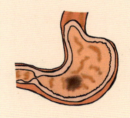
胃溃疡

要点	胃溃疡	十二指肠溃疡
好发人群	较DU约晚10年	青壮年
好发部位	胃角和胃窦胃小弯	十二指肠球部
疼痛部位	剑突下正中或偏左	上腹正中或偏右
疼痛时间	餐后0.5～1小时出现，持续1～2小时	饥饿痛、空腹痛、夜间痛
疼痛规律	进食—疼痛—缓解	疼痛—进食—缓解

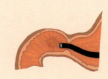
十二指肠溃疡

考点四 消化性溃疡（PU）

要点	内容
病因	幽门螺杆菌感染（主要病因） 非甾体抗炎药：阿司匹林 胃酸和胃蛋白酶：PU中起关键作用的是胃酸，溃疡形成的直接原因是胃酸

要点	内容
临床表现	1. 慢性病程、周期性发作、节律性疼痛 2. 并发症 ①出血：最常见，呕血和（或）黑便 ②穿孔：DU多见，刀割样腹痛＋腹膜刺激征，X线可见膈下游离气体 ③幽门梗阻：频繁呕吐酸腐味宿食 ④癌变：极少数GU发生
辅助检查	1. 胃镜及活检：确诊的首选检查 2. X线钡餐检查：龛影 3. 胃液分析：GU胃酸分泌正常或稍低，DU胃酸分泌过多
治疗原则	药物治疗、根除幽门螺杆菌 三联疗法：2抗生素＋1铋剂或1质子泵抑制剂
护理措施	急性期少食多餐，以牛奶、稀饭、面条等碱性食物为宜；戒烟酒

考点五　消化性溃疡药物治疗

药物		特点
抑制胃酸	抗酸药	中和胃酸；常用碳酸氢钠、碳酸钙、氢氧化铝，餐后1小时或睡前服，避免与奶制品同服
	H₂受体阻断剂	阻止组胺与H₂受体结合，抑制胃酸分泌；常用西咪替丁、雷尼替丁，餐中、餐后即刻服用，或一天量夜间顿服
	质子泵抑制剂	目前最强抑酸药；常用奥美拉唑，服药后可出现头晕
保护胃黏膜	硫糖铝	餐前1h服，糖尿病病人不宜使用
	枸橼酸铋钾	餐前0.5h服，短期服后舌苔、粪便变黑，不宜长期使用（神经毒性）
	前列腺素类药	米索前列醇可引起腹泻、子宫收缩，孕妇禁用

小贴士

三联疗法：2抗生素＋1铋剂或1质子泵抑制剂

抗生素：甲硝唑、阿莫西林、克拉霉素

铋剂：枸橼酸铋钾

质子泵抑制剂（PPI）：奥美拉唑、兰索拉唑

甲硝唑可引起胃肠道反应，应餐后半小时服用

考点六 肝硬化

要点	内容
病因	病毒性肝炎（乙型）最常见、酒精中毒
失代偿期临床表现	**肝功能减退** 1. 全身症状：面色晦暗无光泽 2. 出血倾向和贫血：合成凝血因子减少 3. 内分泌失调 ①雌激素增多：肝掌、蜘蛛痣 ②继发醛固酮、抗利尿激素增多：水钠潴留，加重腹水 ③肾上腺皮质功能减退：面部和其他暴露部位皮肤色素沉着 **门静脉高压** 1. 脾大、脾功能亢进：晚期三系减少 2. 侧支循环建立与开放 ①食管和胃底静脉曲张：最重要 ②腹壁静脉曲张：可见以脐为中心向上及下腹延伸的迂曲静脉，呈水母状 ③痔静脉扩张 3. 腹水：最突出表现
并发症	上消化道出血：最常见 肝性脑病：晚期最严重并发症，最常见死因 原发性肝癌：短期内肝脏迅速增大
辅助检查	腹水：漏出液 肝穿刺活检：有假小叶形成可确诊
腹水治疗	限制水、钠：氯化钠 1.2～2g/d，入水量每天 1000ml 左右 利尿剂：以每天体重减轻不超 0.5kg 为宜
护理措施	高热量、高蛋白、高维生素、易消化饮食；肝功显著损害或有肝性脑病先兆时，限制或禁食蛋白

考点七 肝性脑病

要点	内容
病因	病毒性肝炎后肝硬化多见
诱因	上消化道出血，高蛋白饮食，大量排钾利尿和腹腔放液，安眠药、镇静药、麻醉药的不当使用，感染，便秘，外科手术，尿毒症
发病机制	氨中毒学说、假性神经递质学说等

小贴士

肝掌：手掌大、小鱼际和指端腹侧皮肤发红

蜘蛛痣：主要分布在面颈部、上胸、肩背和上肢等上腔静脉引流的区域

肝掌

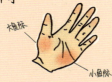

蜘蛛痣

腹水

续表

要点		内容
治疗原则	去除诱发因素	1.清除肠内积血和止血：生理盐水或弱酸性溶液灌肠，禁用肥皂水灌肠 2.限制蛋白摄入 3.纠正低钾和代谢性碱中毒 4.慎用镇静剂
	药物治疗	1.减少肠内氨的生成和吸收：乳果糖可降低肠道pH；口服抗生素（甲硝唑、新霉素），新霉素使用不宜超过1个月 2.精氨酸：增加尿素合成而降低血氨 3.支链氨基酸：抑制大脑中假性神经递质的形成
护理措施		1.总热量以糖类为主 2.神志清楚者，可逐渐增加蛋白摄入，短期内不能超过每天40～50g，首选植物蛋白 3.不宜应用维生素 B_6

小贴士
去除诱因与诱因所列顺序一一对应！

考点八 肝性脑病分期

分期	临床表现	扑翼样震颤	脑电图
潜伏期	无行为、性格异常	无	正常
前驱期	轻度性格改变和行为失常	有	正常
昏迷前期	意识错乱、睡眠障碍、行为失常；病理反射存在	有	异常
昏睡期	昏睡、精神错乱，可唤醒；肌张力增高，腱反射亢进	有	异常
昏迷期	意识丧失，不可唤醒 浅昏迷：疼痛刺激有反应 深昏迷：各种反射消失	无	明显异常

小贴士
昏睡期与昏迷期鉴别主要看能否唤醒
浅昏迷、深昏迷鉴别主要看是否所有反射都消失

考点九 原发性肝癌

要点	内容
病因	病毒性肝炎（乙肝）、黄曲霉毒素
转移	肝内血行转移：最早、最常见 肝外血行转移：最常见转移到肺
临床表现	肝区疼痛：持续性胀痛或钝痛 肝大：进行性肿大 并发症：上消化道出血、肝性脑病、肝癌结节破裂出血

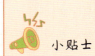
小贴士
AFP检查诊断肝癌的标准：
①AFP > 500 μ g/L持续4周
②AFP > 200 μ g/L的中等水平持续8周
③AFP由低浓度逐渐升高不降

要点	内容
辅助检查	甲胎蛋白（AFP）：早期诊断最特异性的肿瘤标志物，可用于普查 超声检查：早期定位 CT：诊断小肝癌和微小肝癌的最佳方法
治疗	手术治疗：目前治疗原发肝癌最好的方法 肝动脉化疗栓塞治疗（TACE）：非手术治疗首选
护理	1.饮食护理：高蛋白、适当热量、高维生素饮食，避免高脂肪、高热量和刺激性食物 2.TACE术后护理：禁食2～3天，穿刺部位压迫止血15分钟，沙袋压迫6小时，穿刺侧肢体伸直24小时

考点十　急性胰腺炎

胆总管与胰管的解剖结构

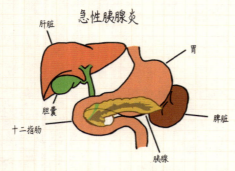

要点	内容
病因	国内以胆道疾病多见，胆石症最常见
诱因	大量酗酒、暴饮暴食
机制	胰腺组织自身消化所致的化学性炎症
临床表现	1.腹痛：（主要表现和首发症状）常中上腹疼痛，向腰背部呈带状放射，弯腰抱膝可减轻 2.出血坏死型胰腺炎体征 ① Grey Turner 征：腰部两侧出现灰紫色瘀斑 ② Cullen 征：脐周出现皮肤青紫
辅助检查	血清淀粉酶：数小时开始升高,24小时达高峰,4～5天后逐渐降至正常；超过正常值3倍可确诊 尿淀粉酶：在发病后12～24小时开始增高，48小时达高峰，维持5～7天，下降缓慢 血清脂肪酶：发病后24小时开始升高，对病后就诊晚者有诊断价值 血钙下降：提示病情重

小贴士

急性胰腺炎与胆道疾病相关的解剖因素：主胰管与胆总管共同开口于十二指肠乳头处

小贴士

急性胰腺炎辅助检查中指标开始升高的时间：

数小时→血清淀粉酶

12～24小时→尿淀粉酶

24小时以后→血清脂肪酶

要点	内容
治疗	禁食及胃肠减压 减少胰液分泌：生长抑素、奥曲肽
护理	1. 急性期禁饮、禁食 1～3 天，期间每天静脉补液 3000ml 以上 2. 腹痛和呕吐基本消失后可给少量低脂、低糖流质食物，忌高脂肪、高蛋白 3. 禁用吗啡（引起 Oddi 括约肌痉挛）

考点十一　上消化道大出血

数小时内失血量超过 1000ml 或循环血量的 20%

要点	内容
病因	消化性溃疡等
临床表现	呕血与黑便（特征性表现）、周围循环衰竭、发热、氮质血症、贫血 出血 3～4 小时后才出现贫血（正细胞正色素性），出血 24 小时内网织红细胞可见升高
辅助检查	内镜：病因诊断首选，出血后 24～48 小时内
治疗原则	1. 补充血容量：肝硬化病人输新鲜血（库存血含氨多，易诱发肝性脑病） 2. 药物止血：血管加压素（原发性高血压、冠心病、肺心病、心功能不全、孕妇忌用）、生长抑素 3. 三腔或四腔气囊管压迫止血：食管胃底静脉曲张破裂出血 4. 内镜直视下止血：注射硬化剂
护理措施	1. 平卧位略抬高下肢，呕吐时头偏一侧 2. 观察病情变化，估计出血量及程度 ①大便隐血试验阳性：> 5ml/d ②黑便：> 50～70ml ③呕血：胃内积血量达 250～300ml ④一次出血量不超过 400ml，一般不引起全身症状，超过 1000ml，出现急性周围循环衰竭表现

小贴士

上消化道出血最常见原因：消化性溃疡
上消化道大出血最常见原因：消化性溃疡

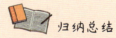

归纳总结

小细胞性贫血：缺铁性贫血

大细胞性贫血：巨幼细胞贫血

正细胞正色素性贫血：再障、慢性肾衰所致贫血、上消化道大出血所致出血

考点十二 三（四）腔气囊管的护理

1.插管中

向胃气囊注气150～200ml，压力约50mmHg，缓缓向外牵拉，使其压迫胃底曲张静脉

↓

向食管气囊注气100～150ml，压力30～40mmHg，压迫食管下段曲张静脉

↓

管外端连接0.5kg沙袋牵引

2.插管后

- 三腔管放置24小时后，食管气囊放气15～30分钟
- 三腔管一般压迫3～4天
- 放气留管24小时仍无出血可拔管
- 拔管前口服液体石蜡20～30ml，润滑管外壁

考点十三 肠结核

要点	内容
病因	结核分枝杆菌经口感染（主要），好发于回盲部
临床表现	腹痛（右下腹）、腹部肿块、腹泻与便秘交替、结核全身中毒症状 溃疡型：腹泻为主 增生型：便秘为主，腹部肿块
辅助检查	X线：溃疡型可见病变肠段呈激惹征象，增生型肠结核可见肠段增生性狭窄、收缩与变形 纤维结肠镜检查
治疗	抗结核化疗：多采用短程化疗，疗程6～9个月

考点十四 溃疡性结肠炎

要点	内容
病因	免疫、遗传、感染；好发于直肠和乙状结肠
临床表现	腹痛：疼痛—便意—便后缓解 腹泻：（最主要症状）黏液脓血便，常伴里急后重
辅助检查	结肠镜检查
治疗	1.氨基水杨酸制剂：首选柳氮磺吡啶，饭后服 2.肾上腺皮质激素：暴发型、重型或应用磺胺吡啶类药物无效者 3.免疫抑制剂 4.手术：重症合并中毒性巨结肠经内科治疗无效
护理	易消化、少纤维、富含热量、高蛋白、低渣软食

三腔双囊管

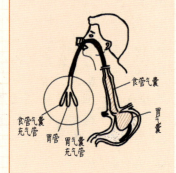

 小贴士

肠结核好发：回盲部
溃疡性结肠炎、细菌
性痢疾好发：直肠、
乙状结肠

 小贴士

结核性腹膜炎感染途
径：腹腔内结核病灶
直接蔓延、血行播散

考点十五 纤维胃、十二指肠镜检查术

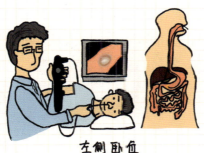

左侧卧位

操作方法：左侧卧位，双下肢屈曲

术前护理：术前禁食8小时、禁烟1天，接受胃肠钡餐者，3天内不宜做胃镜检查

术后护理：术后2小时麻醉作用消失，咽喉部无麻木感，可进温流质或半流质饮食，如无特殊，下餐即可恢复正常饮食

第四章 泌尿系统疾病病人的护理

考点一 急性肾小球肾炎

1. 临床表现：

血尿 → 首发症状、就诊原因

水肿 → 晨起眼睑水肿、可有下肢轻度凹陷性水肿

高血压 → 一过性轻、中度，利辰后可恢复

肾功能异常 → 尿量减少、少尿、一过性氮质血症

2. 护理措施：

饮食 → ①每日钠盐量低于3g，记录24小时的出入量

②肾功能正常：蛋白质 "g/（kg·d）

③氮质血症：限蛋白（尤质动物蛋白为主）

休息 → 绝对卧床：急性期（4～6周）

小贴士

急性肾小球肾炎常见致病菌：β溶血性链球菌

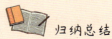

归纳总结

致病菌为β溶血性链球菌的常见病：

急性肾小球肾炎、风湿热、风湿性心脏瓣膜病、猩红热

考点二 慢性肾小球肾炎的临床表现

- 蛋白尿→必有表现，尿蛋白1~3g/d
- 血尿→多为镜下血尿
- 水肿→眼睑肿和/或下肢轻、中度凹陷性水肿
- 高血压→90%以上有高血压
- 肾功能损害→呈慢性渐进性

考点三 肾病综合征

1. 临床表现：

- 大量蛋白尿→尿蛋白定性一般为（+++）~（++++），24小时尿蛋白定量超过3.5g；尿中可有红细胞、管型等
- 低蛋白血症→血浆白蛋白低于30g/L
- 水肿→最明显的体征
- 高脂血症→易形成血栓

2. 常见并发症：

- 感染→常见的并发症
- 血栓、栓塞→肾静脉血栓最为多见
- 急性肾衰竭
- 蛋白质及脂肪代谢紊乱

3. 用药护理：

- 糖皮质激素→起始足量、缓慢减药、长期维持
- 细胞毒药物→环磷酰胺容易引起出血性膀胱炎、骨髓抑制、消化道症状、肝功能损害、脱发等

考点四 肾盂肾炎

- 常见致病菌→大肠埃希菌多见
- 感染途径→上行感染最常见
- 临床表现→寒战、高热；尿路刺激征，可伴有腰痛、肾区不适，肋脊角有压痛和/或叩击痛

考点五 急性肾衰竭

1. 病因：

- 肾前性→有效循环血容量减少，肾脏灌注减少，肾缺血
- 肾实质性→急性肾小管坏死（最常见）
- 肾后性→急性尿路梗阻，如结石、肿瘤、输尿管瘢痕收缩等

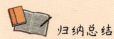 归纳总结

蛋白尿：> 150mg/d
大量蛋白尿 > 3.5g/d

 小贴士

糖皮质激素不良反应：
水钠潴留、血压升高、动脉粥样硬化、血糖升高、精神兴奋性增高、消化道出血、骨质疏松、继发感染、伤口不易愈合、满月脸、水牛背、向心性肥胖等

2.临床表现：

少尿或无尿期 → 尿量减少、进行性氮质血症、消化系统症状（水过多、高钾血症、代谢性酸中毒）、心血管系统表现（高血压、心力衰竭、心律失常、心包炎）

多尿期 → 进行性尿量增多是肾功能开始恢复的一个标志

恢复期 → 血尿素氮和肌酐接近正常，尿量逐渐恢复

考点六 慢性肾衰竭

1.按肾功能损害程度分为

分期	肾小球滤过率（GFR）	血肌酐
肾的储备能力下降期（肾功能代偿期）	正常的 50% ~ 80%	正常
氮质血症期（肾功能失代偿期）	正常的 25% ~ 50%	高于正常，< 450μ mol/L
肾衰竭期	正常的 10% ~ 25%	450 ~ 707μ mol/L
尿毒症期	正常的 10% 以下	> 707μ mol/L

2.临床表现

心血管系统 → 心血管疾病是肾衰竭最常见的死因

消化系统 → 食欲减退是常见的最早期表现

血液系统 → 贫血（正细胞正色素性）、出血倾向

呼吸系统 → 酸中毒时呼吸深而长

皮肤症状 → 常见皮肤瘙痒（与贫血、尿素霜沉积有关）

3.饮食护理

优质蛋白质 → ①根据肾小球滤过率来调整蛋白质的摄入量，尽量少摄入植物蛋白
②透析者高蛋白饮食，血液透析者 1.0 ~ 1.2g/（kg·d），腹膜透析者 1.2 ~ 1.3g/（kg·d）

高热量 → 供给足量的糖类和脂肪（减少体内蛋白质消耗）

限制水钠摄入 → 严格控制入液量

小贴士

高血钾主要抑制心肌细胞，导致严重的心律失常（心室颤动或心脏骤停），是少尿期主要死因之一

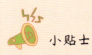

小贴士

肾病综合征：正常蛋白饮食（优质动物蛋白）
肾功能不全：低蛋白饮食（优质动物蛋白）
肝性脑病：低蛋白饮食（优质植物蛋白）

考点七 血液透析的并发症

要点	原因	临床表现
低血压	脱水过多过快、心源性休克等	恶心、呕吐、胸闷、面色苍白、出汗、意识改变等
失衡综合征	血液中毒素与脑组织毒素浓度相差较大→脑水肿	头痛、恶心、呕吐、高血压、抽搐、昏迷等
致热原反应	毒素进入体内	寒战、发热
出血	肝素使用不当	牙龈出血、消化道出血

第五章 血液及造血系统疾病病人的护理

考点一 血细胞

指标	正常值
红细胞	男：$(4.0 \sim 5.5) \times 10^{12}/L$
	女：$(3.5 \sim 5.0) \times 10^{12}/L$
血红蛋白	男：$120 \sim 160g/L$
	女：$110 \sim 150g/L$
白细胞	$(4 \sim 10) \times 10^9/L$
血小板	$(100 \sim 300) \times 10^9/L$

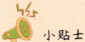 小贴士

贫血分度：
轻度Hb > 90g/L但低于正常
中度Hb 60~90g/L
重度Hb 30~59g/L
极重度Hb < 30g/L

考点二 缺铁性贫血

1.病因

　婴幼儿→铁需求量增加而摄入不足
　成人→铁丢失过多，慢性失血（最重要、最多见）

2.临床表现

　营养缺乏→皮肤干燥、毛发干枯易脱落、反甲
　黏膜损害→舌炎、口角炎、胃酸缺乏及胃功能紊乱
　精神、神经系统异常→好动、发育迟缓、头痛、异食癖

3.辅助检查

　血象→小细胞低色素性贫血
　生化→血清铁蛋白降低，缺铁时血清铁蛋白 < 12μg/L

4.铁剂治疗

　①首选口服，餐后服用，小剂量开始
　②可与维生素C、稀盐酸同服，促进铁吸收

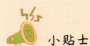 小贴士

我国成人贫血诊断：
男性Hb < 120g/L
女性Hb < 110g/L
妊娠Hb < 100g/L

 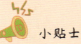 小贴士

血清铁蛋白诊断缺铁的准确度和敏感度最高

③牛奶、茶、咖啡或含钙、镁、磷酸盐、鞣酸等的药物和食物可抑制铁的吸收，避免同服

④用吸管或服后漱口，以防牙齿被染黑

⑤出现黑便（铁与肠道内硫化氢作用）

⑥疗效与疗程：网织红细胞升高→血红蛋白升高，血红蛋白正常后继续服用3～6个月，铁蛋白正常后停药

考点三　巨幼细胞贫血

病因：叶酸和（或）维生素B₁₂缺乏

临床表现：一般贫血症状+食欲减退、腹胀、腹泻、舌炎（"牛肉舌"）、四肢麻木、乏力、共济失调

辅助检查：血象→大细胞性贫血

考点四　再生障碍性贫血

要点		急性再障	慢性再障
病因		药物→氯霉素 化学物质→苯及其衍生物	
病程		发病急，进展迅速，早期可出现出血和感染	起病和进展较缓慢
临床表现	贫血	进行性加重	多以贫血为主要表现
	出血	广泛的皮肤黏膜、内脏出血、眼底出血，颅内出血是死亡原因之一	出血症状较轻，以皮肤黏膜出血为主
辅助检查		全血细胞减少（三系减低），正细胞正色素性贫血	
治疗		免疫抑制剂、骨髓移植	雄激素（首选）
药物副作用		雄激素→油剂，不易吸收，需深层注射；男性化作用，肝功能受损 免疫抑制剂→过敏反应、血小板降低和血清病等	

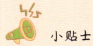

小贴士

再生障碍性贫血和白血病的鉴别：

骨髓象

考点五　原发免疫性血小板减少症（特发性血小板减少性紫癜）

内容	急性型	慢性型
病因	免疫因素→血小板破坏增多，血小板减少	
好发人群	多见儿童	多见40岁以下育龄期女性

内容	急性型	慢性型
临床表现	①多数发病前 1～2 周有上呼吸道或病毒感染史 ②发热、畏寒、全身广泛性出血 ③病程常呈自限性，在数周内恢复	①反复发作的皮肤黏膜瘀点、瘀斑，女性多表现月经过多 ②持续时间长，部分可因感染等致病情加重
辅助检查	血小板减少	
治疗	糖皮质激素（首选） 脾切除→糖皮质激素无效或依赖者、出血症状顽固或危及生命者 免疫抑制剂→上述治疗效果不理想者	
护理	急性出血期、血小板 $< 20 \times 10^9$/L →绝对卧床 血小板 $< 40 \times 10^9$/L →减少活动	

巧记

血小板减少性疾病禁忌药物

阿双妹妹保唐僧

阿→阿司匹林

双→双嘧达莫

妹妹→吲哚美辛

保→保泰松

唐僧→右旋糖苷

考点六 过敏性紫癜

要点		内容
临床表现	紫癜型（最常见）	皮肤瘀点、瘀斑，多位于下肢及臀部，对称分布、分批出现
	腹型	腹痛，可伴呕吐、腹泻、便血
	关节型	关节痛，多见四肢大关节，不留后遗症
	肾型	蛋白尿、血尿或管型尿
	混合型	两种以上类型并存
辅助检查		血小板计数、凝血时间正常，束臂试验阳性

考点七 急性白血病

要点	内容
临床表现	贫血→正常红细胞生成减少 出血→血小板减少 发热→成熟粒细胞减少 器官和组织浸润的表现→胸骨下端压痛，中枢神经系统白血病（CNS-L），肝、脾、淋巴结肿大
辅助检查	血象：多数白细胞计数增高，可 $> 100 \times 10^9$/L，少数白细胞计数正常或减少 骨髓象：原始细胞为主 （骨髓检查是确诊白血病的重要依据）

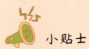

小贴士

急性白血病发热：发热过高往往提示有继发感染，感染以口腔炎、牙龈炎、咽峡炎最常见

要点	内容	
治疗	化疗诱导缓解阶段	1. 成人→首选 VADP 方案（长春新碱＋柔红霉素、左旋门冬酰胺酶、泼尼松） 2. 儿童急淋→首选 VP 方案（长春新碱＋泼尼松） 3. 急非淋→DA 方案（柔红霉素＋阿糖胞苷）
	防治 CNS-L	1. 急性白血病中减少复发的关键→化疗药物难通过血-脑屏障，白血病细胞隐藏在中枢神经系统 2. 鞘内注射甲氨蝶呤
护理		1. 保护性隔离：白细胞 $< 1 \times 10^9/L$ 2. 化疗药物 ① 选择弹性较好的大血管 ② 外渗后的处理：立即停止注射→回抽血→局部注入生理盐水稀释或普鲁卡因封闭，可用 25% 硫酸镁湿敷、冷敷等

巧记

成家立业→成人常见类型是急性粒细胞白血病

小孩爱淋雨→儿童常见类型是急性淋巴细胞白血病

小贴士

不良反应
长春新碱→末梢神经炎
柔红霉素→心肌及心脏传导损害
甲氨蝶呤→口腔黏膜溃疡

考点八 慢性粒细胞白血病

要点	内容
临床表现	慢性期→肝脾肿大（最突出的体征） 加速期→脾脏迅速肿大，骨、关节痛以及逐渐出现的贫血、出血 急变期→大多在 3～6 个月死于各种并发症
辅助检查	血象→白细胞数明显增高 骨髓象→以中性粒细胞二、晚幼和杆状核粒细胞明显增多
治疗	羟基脲（首选）
护理	每日饮水量 3000ml 以上 脾胀痛：左侧卧位，避免弯腰和碰撞腹部

归纳总结

白血病症状鉴别：
急性白血病：贫血、出血、发热
慢性粒细胞白血病：脾大
慢性淋巴细胞白血病：淋巴结肿大

第六章 内分泌与代谢性疾病病人的护理

考点一 甲亢的临床表现

1. 甲状腺激素分泌过多综合征

> 高代谢综合征→低热、怕热、多汗、体重下降、消瘦
> 精神、神经系统→情绪不稳定、烦躁、多言好动、失眠多梦
> 心血管系统→脉压增大
> 消化系统→食欲亢进，多食易瘦

2. 甲状腺肿（重要体征）→弥散性、对称性肿大，可伴有震颤或血管杂音

3. 眼征（见本章考点二）

4. 甲状腺皮肤病→胫前黏液性水肿（多为非凹陷性）

考点二 甲亢的眼征

要点	原因	突眼度	其他表现
非浸润性突眼（单纯性突眼）	交感神经兴奋、眼外肌群和提上睑肌张力增高	< 18mm	瞬目减少；上眼睑挛缩，睑裂增宽；双眼向下看时，上眼睑不能随眼球同时下垂；向上看时，前额皮肤不能皱起；辐辏不良
浸润性突眼	眶组织的自身免疫炎症反应	> 19mm	常有异物感，畏光、流泪；眼球活动度变小甚至固定；易继发角膜感染；眼球后组织水肿和浸润

考点三 甲亢危象

1. 诱因

> 应激状态：如感染、严重精神刺激、创伤、放射性碘治疗早期、甲亢术前准备不充分等
> 严重躯体疾病，如充血性心力衰竭、低血糖症、败血症等
> 口服过量TH制剂
> 严重精神创伤
> 手术中过度挤压甲状腺

小贴士

引起甲亢的病因中，以毒性弥漫性甲状腺肿（Graves）病最多见

突眼

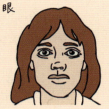

小贴士

基础代谢率（%）=（脉率+脉压）-111

1. 正常值为±10%
2. 轻度甲亢+20%～+30%
3. 中度甲亢+30%～+60%
4. 重度甲亢+60%以上

2. 表现

$\begin{cases} 高热（>39℃） \\ 心率增快（140～240次/分） \\ 厌食、呕吐、烦躁、意识模糊、昏迷，可合并心衰、肺水肿等 \end{cases}$

3. 处理

首选丙硫氧嘧啶

考点四　甲亢的辅助检查

血清甲状腺素 → TT_3、TT_4、FT_3、FT_4升高，游离T_3、T_4是临床诊断甲亢的首选指标

甲状腺自身抗体 → 有助于Graves病的早期诊断；病情活动和复发；治疗停药的重要指标

T_3抑制试验 → 甲亢与单纯性甲状腺肿的鉴别

考点五　甲亢的治疗

1. 药物治疗

①硫脲类：甲硫氧嘧啶、丙硫氧嘧啶（甲状腺危象首选）

②咪唑类：甲巯咪唑、卡比马唑

③不良反应：粒细胞缺乏（最危险）

2. 放射性 ^{131}I 治疗

$\begin{cases} 适应证：①≥25岁、药物治疗无效或反复复发 \\ \qquad\qquad ②不宜手术患者 \\ \qquad\qquad ③非自身免疫性家族性毒性甲状腺肿 \\ 禁忌证：①中度甲亢 \\ \qquad\qquad ②年龄<25岁 \\ \qquad\qquad ③其他：妊娠期、哺乳期、甲状腺危象等 \end{cases}$

3. 手术治疗

$\begin{cases} 适应证：①中、重度甲亢，长期服药无效 \\ \qquad\qquad ②甲状腺巨大，有压迫症状 \\ \qquad\qquad ③结节性甲状腺肿怀疑恶变 \\ 禁忌证：①青少年患者 \\ \qquad\qquad ②老年人或有严重并发症，不宜手术 \end{cases}$

考点六　甲亢的护理措施

1. 饮食：禁碘，高热量、高蛋白、高维生素，禁浓茶、咖啡
2. 药物：白细胞 $< 3 \times 10^9/L$、粒细胞 $< 1.5 \times 10^9/L$ 应停药
3. 浸润性突眼：①常滴眼药，防止干燥，外伤及感染
   ②外出戴墨镜或眼罩。睡前涂抗生素眼膏，覆盖纱布或眼罩
   ③高枕卧位和限制钠盐摄入可减轻球后水肿

小贴士

由于甲亢病人肠蠕动增快，所以需减少摄入粗纤维，以减少排便次数

考点七　皮质醇增多症（库欣综合征）

要点	内容
临床表现	脂肪代谢障碍→向心性肥胖 蛋白质代谢障碍→皮肤紫纹 糖代谢障碍病→血糖升高 电解质紊乱→水肿、低钾血症 心血管病变→高血压
辅助检查	小剂量地塞米松抑制实验→定性诊断 大剂量地塞米松抑制实验→定位诊断
护理	高蛋白、高维生素、低糖、低脂、低盐，含钾、含钙丰富食物

库欣综合征

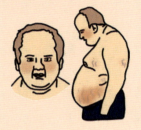

考点八　糖尿病

内容	1型糖尿病	2型糖尿病
病因	胰岛素绝对不足	胰岛素抵抗和（或）胰岛素分泌障碍
临床表现	（三多一少）多饮、多食、多尿、体重减少	
并发症	（详见下一个考点）	
辅助检查	1. 餐后2h血糖≥11.1mmol/L 和（或）空腹血糖≥7.0mmol/L 2. 口服糖耐量：有糖尿病可疑而空腹或餐后血糖未达到糖尿病诊断标准者 3. 糖化血红蛋白：反映近2～3个月血糖总水平	
治疗原则	胰岛素治疗 不良反应包括低血糖反应、胰岛素过敏和注射部位皮下脂肪萎缩或增生	口服降糖药 1. 磺酰脲类：刺激胰岛素分泌（格列本脲），餐前半小时服用 2. 双胍类：二甲双胍（降糖片），餐中或餐后服用 3. α-葡萄糖苷酶抑制剂：阿卡波糖（拜糖苹），与第一口饭同服

小贴士

口服糖耐量试验（OGTT）：
1. 禁食至少10h
2. 试验日晨空腹取血后成人口服葡萄糖水（75g葡萄糖粉溶于250ml水中），在5min内服下
3. 服后30、60、120、180min时抽血测血糖

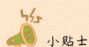

小贴士

糖尿病病人运动治疗心率计算：靶心率＝170－年龄

续表

内容	1 型糖尿病	2 型糖尿病
饮食护理	早、中、晚餐的热量分配：1/5、2/5、2/5 或 1/3、1/3、1/3	

考点九 糖尿病的并发症

1.糖尿病急性并发症

糖尿病酮症酸中毒：①呼吸深大，呼出烂苹果味
②静脉输液是抢救的首要且关键措施
③胰岛素治疗

高渗性昏迷：多尿、多饮→嗜睡、幻觉→昏迷

2.糖尿病慢性并发症

大、中血管病变：动脉粥样硬化的表现
微血管病变：肾脏、视网膜病变
神经病变：周围神经病变（最常见）
糖尿病足：足部疼痛、皮肤深溃疡、肢端坏疽

第七章 风湿性疾病病人的护理

考点一 系统性红斑狼疮

要点	内容
临床表现	皮肤→面部蝶形红斑 骨关节→关节痛（对称性、游走性、无畸形） 呼吸系统→狼疮性肺炎 肾→都有肾脏受累，尿毒症（常见的死亡原因） 血液→慢性贫血（正细胞正色素性）
辅助检查	抗核抗体→最佳筛选实验 抗 Sm 抗体→标志性抗体 抗双链 DNA 抗体→与 SLE 活动有关
治疗	肾上腺皮质激素（首选）
护理	避免紫外线照射，忌日光浴、避免刺激性物质接触皮肤（如碱性肥皂、化妆品、染发烫发剂）；忌食芹菜、香菜、无花果、蘑菇、烟熏、辛辣等刺激性食物

小贴士

酮症酸中毒：血糖多为 16.7～33.3mmol/L
高渗性昏迷：血糖多为 33.3～66.6mmol/L

蝶形红斑

小贴士

抗疟药—氯喹：主治红斑狼疮的皮肤损害，若在体内蓄积可影响视网膜，需定期作眼底检查

考点二 类风湿关节炎

要点	内容
临床表现	关节痛：最早的关节症状，手足小关节 晨僵：时间长短是反映关节滑膜炎症严重程度的指标 关节畸形：梭状指、尺侧偏斜、天鹅颈样畸形 类风湿结节：特异的皮肤表现，浅表结节多位于关节隆突部及受压部位的皮下
辅助检查	类风湿因子→RF（+） X线→Ⅰ期：关节肿胀 Ⅱ期：关节狭窄 Ⅲ期：关节面骨质呈侵蚀性改变 晚期：关节半脱位、骨性强直
治疗	对症→非甾体抗炎药—阿司匹林 控制病情→慢作用抗风湿药—甲氨蝶呤 快速缓解症状→肾上腺皮质激素 关节畸形失去功能→关节置换或滑膜切除术
护理	急性期：卧床休息，限制受累关节活动 缓解期：及早进行关节功能锻炼 晨僵：晚上睡眠时使用弹力手套保暖；起床时进行温水浴或用热水浸泡僵硬的关节，起床后活动关节

第八章 理化因素所致疾病病人的护理

考点一 有机磷杀虫药中毒

要点	内容
临床表现	毒蕈碱样（M）：副交感神经末梢兴奋，出现最早，表现为腺体分泌增加及平滑肌痉挛
	烟碱样（N）：横纹肌运动神经过度兴奋，表现为肌纤维颤动
	中枢神经系统：头晕、头痛→烦躁、谵妄、昏迷，严重时可发生呼吸中枢衰竭或脑水肿而死亡
	晚发症： 1. 迟发性神经病：4～45天后，下肢瘫痪、四肢肌肉萎缩等 2. 中间综合征：急性中毒后24～96小时突然病情加重，表现为肌无力
	并发症：肺水肿、脑水肿、呼吸衰竭

天鹅颈样畸形

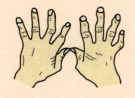

 归纳总结

SLE：关节不畸形
类风湿关节炎：关节畸形

 小贴士

有机磷农药的主要毒性：抑制胆碱酯酶，引起乙酰胆碱蓄积，使胆碱能神经受到持续冲动

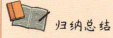 归纳总结

有机磷农药中毒：大蒜味
酮症酸中毒：烂苹果味

要点	内容
辅助检查	全血胆碱酯酶活力→轻度中毒：50%～70% 中度中毒：30%～50% 重度中毒：30%以下
治疗	阿托品→阻断乙酰胆碱对副交感神经和中枢神经毒蕈碱样受体的作用 胆碱酯酶复能剂→夺取磷酰化胆碱酯酶中的磷酸基，使胆碱酯酶恢复活性，且能解除烟碱样症状

考点二　阿托品

- 使用原则→早期、足量、反复给药，直到毒蕈碱样症状明显好转，或出现阿托品化表现为止
- 阿托品化→瞳孔较前扩大，颜面潮红、口干、皮肤干燥、肺部湿啰音减少或消失、心率加快
- 阿托品中毒→意识模糊、狂躁不安、谵妄、抽搐、瞳孔扩大、昏迷和尿潴留等

考点三　急性一氧化碳中毒

要点		内容	
机制		CO 与 Hb 结合成 HbCO	
临床表现	轻度	头痛、头晕、恶心、呕吐、无力、嗜睡、心悸、意识模糊等	HbCO 浓度 10%～20%
	中度	除上述症状加重外，常出现神志不清，多为浅昏迷，面色潮红，口唇呈樱桃红色，脉快、多汗	HbCO 浓度 30%～40%
	重度	深昏迷、抽搐、呼吸困难、面色苍白、四肢湿冷、全身大汗、血压下降	HbCO 浓度 > 50%
	迟发性脑病（神经精神晚发症）：2～60天后，精神意识障碍、震颤麻痹综合征、肢体瘫痪、大小便失禁、失语、失明等		
治疗	氧疗→高浓度氧（60%）高流量（8～10L/min），有条件者高压氧舱治疗		

小贴士

阿托品化：

一大（瞳孔散大）

二干（口干、皮肤干燥）

三红（面部潮红）

四快（心率加快）

五消失（肺部啰音消失）

归纳总结

贫血→相差30

轻度：Hb > 90g/L 但低于正常

中度：Hb 为 60～90g/L

重度：Hb 为 30～59g/L

极重度：Hb < 30g/L

有机磷中毒→相差20

CO中毒→相差10

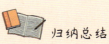

归纳总结

晚发症：

有机磷农药中毒：迟发性神经病

一氧化碳中毒：迟发性脑病

考点四 中暑

1.临床表现

热衰竭（中暑衰竭）→①大量出汗，水、盐丢失，
外周血管扩张
引起血容量不足
②皮肤苍白、出冷汗、脉搏细速、
血压下降、昏厥或意识模糊
③体温：基本正常

热痉挛（中暑痉挛）→①大量出汗后盐补充不足
②血中钠、氯浓度降低，四肢无
力，阵发性肌肉痉挛和疼痛，腓
肠肌痉挛最为多见
③体温：多正常

日射病→①烈日暴晒或强烈热辐射作用于头部
②头痛、头晕、眼花、呕吐、烦躁不安
③体温：多不升高

热射病（中暑高热）→高热、无汗、昏迷

2.治疗原则

热衰竭→补充血容量，静脉补充生理盐水及葡萄糖
液、氯化钾

热痉挛→给予含盐饮料，痉挛反复发作，可静脉滴注生
理盐水或葡萄糖生理盐水

日射病→冰袋或冷水湿敷头部

热射病→①物理降温：冷水或酒精擦浴（肛温38℃时
暂停）
②药物降温：常用药物为氯丙嗪
③纠正脱水、酸中毒及电解质紊乱

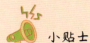
小贴士

热衰竭—关键词是衰
竭，即循环衰竭
热痉挛—关键词是痉
挛，即肌肉痉挛
日射病—关键词是日，
把日想象为头部
热射病—关键词是热，
即体温升高

第九章 传染病病人的护理

考点一 甲型病毒性肝炎

要点	内容
传播途径	粪－口传播
临床表现	急性黄疸型肝炎 1.黄疸前期→畏寒、发热、显著乏力、消化道症状为主，本期末尿呈浓茶色 2.黄疸期→尿色逐渐加深，巩膜、皮肤黄染，肝、脾肿大 3.恢复期→症状消失，恢复正常
辅助检查	ALT 判断肝细胞损害的重要指标 血清抗 -HAV-IgM 是早期诊断最可靠的血清学标志
预防原则	1.自起病日起隔离 3 周 2.主动免疫→易感人群可接种甲型肝炎减毒活疫苗 3.被动免疫→肌注血清丙种球蛋白或胎盘球蛋白，时间不宜迟于接触后 7～14 天

考点二 乙型病毒性肝炎

要点	内容
传播途径	母婴传播、输血传播、医源性传播、性传播、密切生活接触传播
临床表现	重型肝炎： 1.黄疸迅速加深 2.肝脏进行性缩小、肝臭 3.出血倾向，凝血酶原活动度（PTA）低于 40% 4.迅速出现的腹水、中毒性鼓肠 5.出现肝性脑病症状 6.肝肾综合征
辅助检查	1.PT 和 PTA 测定：反映肝坏死程度及预后 2.血清 HBV 标志物测定 ①表面抗原（HBsAg）和抗体（HBsAb）： HBsAg（＋）→感染的主要标志 HBsAb（＋）→感染恢复的标志 ②核心抗原（HBcAg）和抗体（HBcAb）： HBcAb（＋）→既往感染或现症感染 HBcAb IgM（＋）和 HBcAb IgG（－）→急性乙型肝炎 HBcAb IgM（＋）和 HBcAb IgG（＋）→急性发作期

归纳总结
甲肝→HAV
乙肝→HBV
丙肝→HCV
丁肝→HDV
戊肝→HEV

小贴士
重型肝炎的临床表现有很多，解题的关键是看 PTA，如果 PTA 低于 40% 即可判断是重型

要点	内容
辅助检查	③ e 抗原（HBeAg）和 e 抗体（HBeAb）： HBeAg（+）→ HBV 复制 HBeAb（+）→ 既往感染的标志 ④ 血清 HBV DNA：HBV 复制和传染性的直接指标
治疗	抗病毒： 干扰素：抑制 HBV DNA 的复制 核苷类药物：抗 -HBV 和抑制 HBV DNA 的复制，如拉米夫定
预防原则	主动免疫：接种乙肝疫苗，HBsAg 阳性的母亲所娩下的新生儿为重点接种对象 被动免疫：高效价乙肝免疫球蛋白

考点三　流行性乙型脑炎

要点	内容
流行病学	病理→脑实质炎症 传染源→猪 传播途径→蚊虫叮咬 流行季节→夏秋季
临床表现	1. 初期 2. 极期 ① 持续高热→乙脑必有的症状，多呈稽留热 ② 意识障碍→主要症状 ③ 惊厥或抽搐→严重症状之一 ④ 呼吸衰竭→最严重的表现，主要死亡原因 ⑤ 颅内压增高→重者可发展为脑疝 ⑥ 神经系统症状和体征 3. 恢复期 4. 后遗症期
辅助检查	早期诊断特异性抗体 IgM 抗体 乙脑病毒主要存在脑组织，血及脑脊液不易分离病毒
预防	灭蚊→预防的主要措施

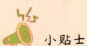
小贴士

乙肝两对半：
HBsAg、HBsAb、HBeAg、HBeAb、HBcAb

大三阳：1、3、5项阳性，
HBsAg（+）、HBsAb（-）、
HBeAg（+）、HBeAb（-）、
HBcAb（+）

小三阳：1、4、5项阳性，
HBsAg（+）、HBsAb（-）、
HBeAg（-）、HBeAb（+）、
HBcAb（+）

传染途径

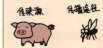

传染源　传播途径　易感宿主

小贴士

乙脑急性期严重症状：
高热、抽搐、呼吸衰竭

考点四　艾滋病

要点	内容
流行病学	病原体 → HIV 传播途径 → 性接触（主要）、血源传播、母婴传播
机制	HIV 直接侵犯并毁损 CD4$^+$ T 细胞、单核 – 巨噬细胞或间接作用于 B 细胞和 NK 细胞
临床表现	1.急性感染期（Ⅰ期）：症状轻微，无特异性，检查可见血小板减少，CD8$^+$ T 淋巴细胞升高，血液中可检出 HIV RNA 及 P24 抗原 2.无症状感染期（Ⅱ期）：持续 2～10 年或更长，血清检出 HIV 和 HIV 抗体 3.持续性全身淋巴结肿大综合征（Ⅲ期）：淋巴结肿大无压痛 4.艾滋病期（Ⅳ期） ①机会性感染：卡氏肺孢子虫肺炎最为常见，主要死亡原因 ②继发肿瘤：最多见为卡波西肉瘤、非霍奇金淋巴肉瘤 ③神经系统病变（艾滋病痴呆综合征）：头痛、癫痫、下肢瘫痪、进行性痴呆等
辅助检查	CD4$^+$ 淋巴 T 细胞计数下降，CD4$^+$/CD8$^+$ < 1 p24 灵敏度及特异性较高，有助于早期诊断 p24 和 gp120 抗体阳性可确诊
治疗	齐多夫定（AZT）→ 不良反应主要是骨髓抑制
预防	切断传播途径： 1.避免性接触感染 2.切断经血及血制品传播途径 3.切断母婴传播

归纳总结

血液传播：
艾滋病、梅毒、乙肝

 小贴士

p24：HIV-1 的抗原

考点五　狂犬病

要点	内容
流行病学	传染源 → 狂犬 传播途径 → 直接接触传播
临床表现	前驱期 → 麻木、痒、痛及蚁走感 兴奋期 → 表情极度恐怖、恐水（特有）、咽肌痉挛和呼吸困难、交感神经功能亢进 麻痹期 → 肌肉痉挛停止，全身弛缓性瘫痪，逐渐进入昏迷，最后因呼吸、循环衰竭而死亡

要点	内容
辅助检查	白细胞总数及中性粒细胞增多，脑脊液非化脓性改变 唾液及脑脊液可分离病毒
预防	1. 伤口处理： ①被狂犬咬伤后及时用20%皂水充分地清洗伤口，不断冲洗和擦拭，至少半小时 ②伤口一般不缝合或包扎 ③免疫血清注入伤口底部 2. 主动免疫：接种狂犬病疫苗 3. 被动免疫：抗狂犬病马血清或人体抗狂犬病免疫球蛋白
护理	单室隔离，保持安静，防止一切声、光、风的刺激；减少导致吞咽肌及呼吸肌痉挛的措施；保持呼吸道通畅，防止窒息

考点六 流行性出血热

要点	内容
流行病学	病原体→汉坦病毒 传染源→鼠类（主要） 传播途径→呼吸道、消化道、接触、母婴传播
临床表现	1. 三大主征→发热、出血、肾功能损害 2. 病程五期： ①发热期→高热，三痛（头痛、腰痛、眼眶痛），三红（颜面、颈部、胸部潮红） ②低血压休克期 ③少尿期（极期） ④多尿期 ⑤恢复期
治疗	"三早一就"：早发现、早休息、早治疗、就近治疗
护理	发热期→不宜酒精擦浴，忌用强退热药 低血压休克期→每30分钟测血压1次 少尿期→严格控制入量，按"量出为入、宁少勿多"的原则 多尿期→含钾丰富饮食 恢复期→逐渐增加活动量，高热量、高蛋白、高维生素饮食
预防	防鼠、灭鼠（预防关键）

轻松一刻

神奇的肥皂水
被蜜蜂蜇后可以用肥皂水清洗，因为蜜蜂的毒素呈酸性，肥皂水可中和一部分毒素

巧记

一只热到流汗的老鼠，肾不好（流行性出血热、汉坦病毒、肾功能损害）

考点七 伤寒

要点	内容
流行病学	病原菌→**伤寒杆菌** 传染源→病人和带菌者（**主要是慢性带菌者**） 传播途径→消化道传播（水源污染可引起暴发流行）
临床表现	1. 极期： ① 高热：多呈**稽留热型** ② 皮疹：散在淡红色斑丘疹（**玫瑰疹**） ③ 相对缓脉 ④ 肝、脾大 ⑤ 消化道症状：食欲减退、伤寒舌（舌质红、舌厚腻）、腹胀、**便秘或腹泻** ⑥ 神经系统症状 2. 缓解期： 易发生并发症→肠出血、肠穿孔（最严重）
辅助检查	**血培养**→**确诊依据**，应用抗生素前采血 **骨髓涂片与培养**→涂片找到伤寒细胞，骨髓培养阳性率高于血培养，适用于已用抗生素而血培养阴性的病人
治疗	**喹诺酮类药物为首选** 腹胀时禁用新斯的明（诱发肠出血或肠穿孔） 便秘可用开塞露或生理盐水低压灌肠，**禁用泻药**
预防	**肠道传染病隔离**；临床症状完全消失后2周，或临床症状消失及停药后1周，尿、粪便培养连续**2次阴性**（2次间隔为3～5天），方可解除隔离

考点八 细菌性痢疾

要点	内容
流行病学	病原体→**痢疾杆菌** 传播途径→**粪－口传播**
临床表现	中毒型： 1. 休克型（周围循环衰竭型）：**感染性休克** 2. 脑型（呼吸衰竭型）：脑水肿、脑疝表现，**死于呼吸衰竭** 3. 混合型：兼有以上两型表现，最为凶险
辅助检查	粪便检查： **黏液脓血便** **细菌培养**→痢疾杆菌培养阳性为**确诊**的重要依据
治疗	常用喹诺酮类

小贴士

伤寒杆菌**内毒素**是致病的主要因素

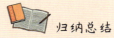

归纳总结

稽留热：肺炎链球菌肺炎、乙脑、伤寒

弛张热：肺脓肿

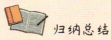

归纳总结

解除隔离标准：

伤寒→尿、粪便培养连续**2次**阴性

细菌性痢疾→粪便培养**2次**阴性

要点	内容
预防	消化道隔离至症状消失，粪便培养2次阴性 接触者观察1周 "三管一灭"（管好水、粪和饮食以及消灭苍蝇）

考点九 流行性脑脊髓膜炎

要点	内容
流行病学	病原体→脑膜炎球菌 传播途径→呼吸道传播 流行季节→冬、春季
临床表现	1.普通型：最常见 ①上呼吸道感染期 ②败血症期：高热、头痛、呕吐，全身关节疼痛、皮肤黏膜瘀点或瘀斑 ③脑膜炎期：中枢神经系统症状 2.暴发型：死亡率高 ①休克型：循环衰竭及出血性皮疹 ②脑膜脑炎型：脑实质损害，常死于呼吸衰竭 ③混合型：兼有上述两型的临床表现，病死率极高
辅助检查	1.脑脊液：外观浑浊或脓样；白细胞增高（以中性粒细胞为主）；蛋白质含量明显升高，而糖含量明显下降 2.细菌学检查：皮肤瘀点涂片、血或脑脊液细菌培养，确诊的重要依据
治疗	青霉素G、头孢菌素类、磺胺类

 归纳总结

传染病的隔离
1.呼吸道隔离（蓝色标志）
2.消化道隔离（棕色标志）
3.严密隔离（黄色标志）
4.接触隔离（橙色标志）
5.血液（体液）隔离（红色标志）
6.脓液（分泌物）隔离（绿色标志）
7.结核分枝杆菌隔离（灰色标志）

第十章 神经系统疾病病人的护理

考点一 急性炎性脱髓鞘性多发性神经根病

（吉兰-巴雷综合征）

1.临床表现

首发症状：四肢对称性肌无力，呈对称性弛缓性瘫痪

感觉障碍：肢体远端感觉异常和（或）手套-袜套样感觉

死亡原因：呼吸肌麻痹

2.辅助检查

脑脊液：蛋白-细胞分离现象（蛋白明显升高、细胞数正常）

考点二 癫痫

1. 临床表现

强直-阵挛性发作

> ① 强直期：意识障碍、全身强直、抽搐
>
> ② 阵挛期：不同肌群强直和松弛交替出现，最后一次强直痉挛后抽搐停止
>
> ③ 发作后期：首先恢复呼吸，意识逐渐恢复。醒后对抽搐过程全无记忆
>
> ④ 癫痫持续状态：短期内强直-痉挛频繁发作，发作间隙期内病人持续昏迷

2. 辅助检查

> 脑电图 → 发作时异常放电
>
> 脑血管造影 → 发现血管病变、颅内占位性病变等
>
> CT、MRI → 脑部器质性病变

3. 治疗

> 地西泮：速度不超过2mg/min，无效改用其他药物
>
> 苯妥英钠：不超过50mg/min
>
> 异戊巴比妥钠：注意有无呼吸抑制和血压降低
>
> 10%水合氯醛溶液：保留灌肠

4. 护理

> ① 抽搐发作时，专人护理
>
> ② 发作时扶持病人卧倒，防止跌倒或伤人
>
> ③ 不可强行按压或用约束带捆扎抽搐的肢体，以防骨折
>
> ④ 保持呼吸道通畅，防止舌咬伤（将缠有纱布的压舌板放置上下臼齿间）
>
> ⑤ 禁止参加危险活动，如登高、游泳、驾驶等

考点三 脑血管疾病

	缺血性			出血性	
发作时间	< 24h	> 24h		> 24h	
类别	TIA	脑血栓形成	脑栓塞	脑出血	蛛网膜下腔出血
常见病因	微栓子	脑动脉粥样硬化	心源性栓子	高血压合并细小动脉硬化	脑动脉瘤破裂

癫痫发作

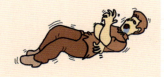

 归纳总结

全面强直-阵挛性发作（大发作）：突发意识丧失，全身抽搐，牙关紧闭，大小便失禁。首先恢复呼吸，随之意识逐渐恢复。大发作约5~10min，抽搐过程不能记忆

失神发作也称小发作：儿童，突然意识短暂丧失，停止正在进行的动作，持续5~10s后立即清醒，事后仍继续原先动作，对发作无记忆

脑出血

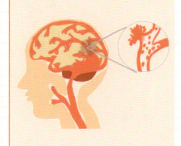

脑缺血

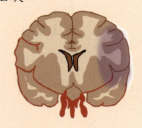

	缺血性			出血性	
发病状况	突然发作	安静时	安静或活动	活动或情绪激动	活动或情绪激动
临床表现	可反复发作	失语、偏瘫	局限性抽搐、偏盲、偏瘫、失语等	昏迷、偏瘫、呕吐、意识障碍、失语等	脑膜刺激征
脑脊液	正常			压力高、血性	
CT	—	低密度影		高密度影	

考点四 不同部位的脑出血

- 基底核区（最多见）→三偏征（偏瘫、偏盲、偏身感觉障碍）
- 脑桥出血→交叉性瘫痪、中枢性高热、呼吸不规则
- 小脑出血→脑神经麻痹、眼球震颤

考点五 帕金森病

1. 病变→黑质变性

2. 临床表现

- 首发症状→静止性震颤
- 运动迟缓→随意动作减少、缓慢，"写字过小症"
- 肌强直→"面具脸""齿轮样肌强直"
- 姿势平衡障碍→"慌张步态"

3. 康复护理

- ①做关节的全范围运动可预防关节挛缩
- ②物理治疗有助于缓解肌肉僵硬，并可预防挛缩
- ③躺在床上时不应垫枕头，应定时取仰卧姿势
- ④步行时应以足跟先着地，抬高脚趾，手臂自然摆动
- ⑤鼓励病人尽量试着独立完成日常的活动

 巧记

1. 高血压（高密度影—出血性脑血管疾病）
2. 立交桥（脑桥出血，交叉瘫）

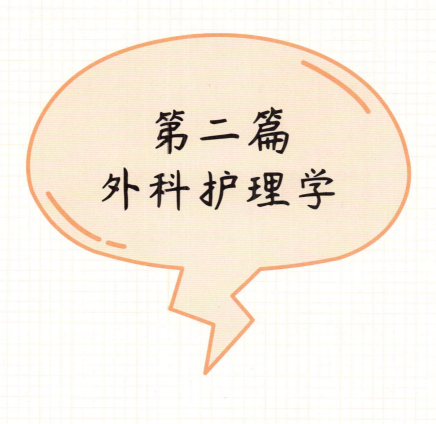

第二篇
外科护理学

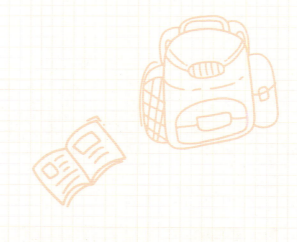

第一章 水、电解质、酸碱代谢失调病人的护理

考点一 电解质平衡

钠→细胞外液主要的阳离子，正常值 135 ~ 145mmol/L

钾→细胞内液主要的阳离子，正常值 3.5 ~ 5.5mmol/L

钙→正常值 2.25 ~ 2.75mmol/L，血钙降低致抽搐

巧记

家（K⁺）里抠外面拿（Na⁺）

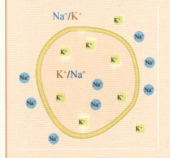

考点二 脱水类型

类型	低渗性	等渗性	高渗性
丢失比例	失水 < 失钠	失水 = 失钠	失水 > 失钠
血钠（mmol/L）	< 135	135 ~ 145	> 150
口渴	不明显	明显	极明显

考点三 脱水补液

低渗性→①轻、中度→等渗盐水

②重度→先输含盐溶液，后输胶体溶液，再给高渗盐水

等渗性→等渗盐水和平衡液

高渗性→能饮水者尽量饮水；不能饮水者静脉滴注 5% 葡萄糖液

小贴士

外科最常见：等渗性

考点四 钾代谢紊乱

要点	低钾血症	高钾血症
血钾	< 3.5mmol/L	> 5.5mmol/L
肌肉	肌无力	肌乏力、软瘫
心率	加快、室颤	减慢、停搏
心电图	T 波低平、U 波	T 波高尖
治疗	见尿补钾、总量不过大、浓度不过高、速度不过快、严禁静推	禁用含钾食物和药物、钙剂对抗钾对心肌的抑制、透析

小贴士

低钾治疗原则：见尿补钾（尿量 > 40ml/h），浓度 ≤ 3‰（0.3%）

考点五 酸碱代谢紊乱的指标

代酸→血 pH ↓、HCO_3^- ↓、CO_2CP ↓、BE ↓

代碱→血 pH ↑、HCO_3^- ↑、CO_2CP ↑、BE 正值↑

呼酸→血 pH ↓、CO_2CP ↑、$PaCO_2$ ↑

呼碱→血 pH ↑、CO_2CP ↓、$PaCO_2$ ↓

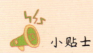

小贴士

临床最常见：代酸

代谢性→HCO_3^-

呼吸性→$PaCO_2$

第二章 外科休克病人的护理

考点一 休克临床表现

分度	轻度	中度	重度
神志	清楚、痛苦	尚清、淡漠	不清、昏迷
脉搏	< 100次/分	100～120次/分	速而细弱或摸不清
血压	收缩压正常或稍升高；舒张压增高，脉压缩小	收缩压90～70mmHg	收缩压<70mmHg或测不到
尿量	正常	尿少	少尿、无尿
失血量	< 20%（< 800ml）	20%～40%（800～1500ml）	> 40%（> 1600ml）

小贴士

休克并非一定会昏迷、血压下降、脉搏细速，取决于休克程度

考点二 中心静脉压与补液的关系

CVP	BP	原因	处理
低	低	血容量严重不足	充分补液
低	正常	血容量不足	适当补液
高	低	心功能不全或血容量相对过多	强心药、舒张血管
高	正常	容量血管过度收缩	舒张血管
正常	低	心功能不全或血容量不足	补液试验

小贴士

CVP：测定上、下腔静脉或右心房内的压力，正常值5～12cmH$_2$O

第三章 多器官功能障碍综合征

考点一 ARDS

表现 → 进行性呼吸困难、难以纠正的低氧血症

检查 → 氧合指数 PaO$_2$/FiO$_2$ < 300mmHg

处理 → PEEP

考点二 ARF 分期

少尿、无尿期 → 高钾血症是最危险的并发症，最常见的死因

多尿期 → 肾功能尚未恢复，易并发脱水、低血钾、继发感染

恢复期 → 部分可转为慢性肾衰竭

小贴士

MODS最常见累及的器官：肺

考点三 DIC早期肝素疗法

要点	内容
测定凝血时间	①用药前及用药后2小时测定凝血时间 ② < 12min（不足），> 30min（过量），20min 左右表示肝素剂量合适
过量处理	肝素过量引起严重出血时需用鱼精蛋白拮抗
注意变态反应	轻者荨麻疹、鼻炎和流泪，重者支气管痉挛、过敏性休克

第四章 麻醉病人的护理

考点一 全身麻醉

应用最广泛→吸入麻醉
术前用药→镇静催眠药（地西泮）、镇痛药（吗啡）、抗胆碱药（阿托品）、抗组胺药（异丙嗪）
术前→禁食8～12小时、禁饮4～6小时
术后→去枕平卧6～8小时、头偏一侧
最常见并发症→高血压
最严重并发症→心搏停止
最常见的不适→恶心、呕吐

考点二 椎管内麻醉

⎰蛛网膜下腔阻滞（腰麻）→术后去枕平卧6～8小时（防头痛）
⎱硬脊膜外阻滞（硬外麻）→术后平卧4～6小时，不去枕
　　　　　　　　　　　→全脊麻（最危险并发症）

考点三 预防局麻药中毒

避免药物注入血管→注药前回抽
控制药物用量→一次用药不超过限量或小剂量分次注射
给予麻醉前用药→用地西泮预防或减轻毒性反应
药液内加入适量肾上腺素→延长麻醉时间、减轻毒性反应

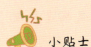
小贴士

DIC高凝期尽早应用肝素；在低凝血期，肝素与补充凝血因子同时进行

总结归纳

神奇的阿托品：
1.升心率（甲亢禁用）
2.抑制腺体分泌
3.解痉（前列腺增生禁用）
4.扩瞳（青光眼禁用）
5.缓解内脏绞痛

小贴士

肾上腺素禁用人群：指（趾）、阴茎神经阻滞，高血压，心脏病，老年病人

第五章 复苏

考点一 初期复苏

复苏方法
1. 人工循环（C→circulation）
按压部位为**胸骨下段**，按压深度5cm，频率*100~120次/分*
2. 气道开放（A→airway）
颈部无损伤→仰头抬颏法
颈部损伤→双手托颌法
3. 人工呼吸（B→breathing）
口对口人工呼吸（最简单、有效），每次吹气**胸廓起伏**才表示有效
成年病人人工循环：人工呼吸为**30：2**

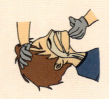

仰头抬颏法

考点二 二期复苏

复苏方法
1. 药物
① *肾上腺素*→心脏复苏首选药
② 阿托品→治疗心动过缓
③ 利多卡因→抗心律失常首选药，治疗室颤
④ 碳酸氢钠→纠正代谢性酸中毒首选药
⑤ 呼吸复苏药→心跳未恢复前不宜使用
2. 除颤：心室颤动最有效的治疗方法
3. 心电图监测

小贴士

1. 电极板涂导电糊，紧密接触皮肤
2. 成年人单相波360J或双相波200J
3. 放电时任何人不得接触病人和病床

考点三 脑复苏

降温→降至 33℃～35℃，每小时降 1℃为宜
脱水疗法→ 20% 甘露醇 250ml，15～30分钟内快速静滴
激素治疗→降低毛细血管通透性、减轻脑水肿
高压氧疗→促进脑细胞恢复

小贴士

降温顺序：先药再冰，撤冰撤药

第六章 重症病人的监护

考点 监测参数

平均动脉压（MAP）→评估左心室泵血功能、组织血流情况
中心静脉压（CVP）→评估血容量、右心前负荷及右心功能
肺动脉楔压（PAWP）→判定左心室功能，反映血容量是否无足
血浆 pH → 正常值为 7.35～7.45
潮气量（V_T）→ 正常值为 400～500ml
动脉血氧分压（PaO_2）→ 正常值为 8C～100mmHg

小贴士

心脏做功要克服的阻力就是负荷，正常人心脏搏动就有负荷，需与内科疾病引起的负荷过重鉴别

动脉血二氧化碳分压（$PaCO_2$）→正常值为 34 ~ 45mmHg

剩余碱（BE）→正常值为 -3 ~ +3mmol/L

第七章 外科围手术期护理

考点一 术前准备

呼吸道准备→戒烟 2 周

消化道准备→术前 1 日晚用肥皂水灌肠（急诊手术除外）

特殊准备→1.急性心肌梗死 6 个月内不行择期手术

2.糖尿病控制血糖：7.77 ~ 9.99mmol/L

3.血清白蛋白＜30g/L：静滴血浆、人白蛋白制剂等

考点二 术后体位

全麻未清醒者→去枕平卧位，头偏一侧

颅脑术后已醒者→15°~ 30°头高足低斜坡卧位

颈胸部术后者→高半坐卧位

腹部术后者→低半坐卧位或斜坡卧位

腹腔感染者→半坐位或头高足低位

第八章 疼痛病人的护理

考点 癌症疼痛药物治疗

非阿片类镇痛药→阿司匹林

弱阿片类镇痛药→可待因

强阿片类镇痛药→吗啡

第九章 营养支持病人的护理

考点一 肠内营养

适应证→需营养疗法且胃肠有一定功能

测胃内残余量→每 4 ~ 6 小时抽吸 1 次，若＞200ml 应暂停输注

控制温度→在胃管的近端管外加热，控制在 38℃左右

考点二 肠外营养

方式→周围静脉（≤2 周）、中心静脉（并发症多而重）

专管专用→营养液中严禁添加其他治疗用药

穿刺部位→每日消毒、更换敷料

保持导管通畅→避免导管扭曲、挤压；结束时用肝素封管

 小贴士

输入营养物质的同时，要控制好输注速度，避免输注过快引起并发症，输注20%脂肪乳剂250ml需4~5小时

考点三 营养液的要点

配制 → 保证营养液及输注用具清洁（肠内）或无菌（肠外）

温度 → 4℃以下冰箱冷藏暂存

时间 → 24 小时内用完

第十章 外科感染病人的护理

考点一 菌血症与脓毒症区别

分类	菌血症	脓毒症
热型	稽留热	弛张热
致病菌	致病菌在血液中持续存在和不断繁殖	细菌栓子间歇地进入血液循环，间歇期体温可正常
转移性脓肿	一般不出现	不断出现

小贴士

菌血症和脓毒症皆属全身性感染，均可表现为全身中毒症状

考点二 破伤风

致病细菌 → 革兰染色阳性厌氧芽孢梭菌

发病因素 → 缺氧环境 + 污染伤口

典型症状 → 肌肉强直性痉挛和阵发性抽搐

（题眼：张口困难、牙关紧闭、苦笑面容、角弓反张）

诱发抽搐 → 任何刺激，如声、光、接触、震动或触碰

清除毒素 → 彻底清创 + 3% 过氧化氢冲洗 + 敞开伤口

中和毒素 → 破伤风抗毒素（TAT）中和游离毒素

控制痉挛 → 治疗的重要环节（减少刺激 + 镇静解痉）

控制感染 → 首选青霉素

隔离消毒 → 接触隔离 + 专用器械 - 敷料焚烧

小贴士

破伤风受累肌群：

最初 → 咀嚼肌

最重 → 呼吸肌、膈肌

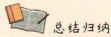

总结归纳

被动免疫 → 抗毒素

主动免疫 → 类毒素

第十一章 损伤病人的护理

考点一 烧伤面积（中国新九分法）

部位	成人各部位面积（%）	小儿各部位面积（%）
头面颈	9×1 = 9（头部3面部3颈部3）	9 +（12 - 年龄）
双上肢	9×2 = 18（双手5双前臂6双上臂7）	9×2
躯干	9×3 = 27（躯干前13躯干后13会阴1）	9×3
双下肢	9×5 + 1 = 46（双臀5双大腿21双小腿13双足7）	46 -（12 - 年龄）

巧记

三三三、五六七

前后十三会阴一

双臀占五双足七

小腿十三大二一

考点二 烧伤分度（三度四分法）

分度	表现
Ⅰ度	仅伤及表皮浅层，表面红斑状、干燥无水疱，3～7日愈合
浅Ⅱ度	伤及表皮全层及真皮浅层。大小不一的水疱形成，内含黄色澄清液体，疼痛剧烈。1～2周愈合，有色素沉着，无瘢痕
深Ⅱ度	伤及真皮层，可有水疱，疱壁较厚，痛觉迟钝、拔毛痛，3～4周愈合，留有瘢痕
Ⅲ度	伤及皮肤全层，甚至达到皮下、肌肉及骨骼。痛觉消失，创面无水疱，呈蜡白或焦黄，甚至炭化成焦痂

考点三 烧伤补液方案

补液	公式
第1个24h 晶胶量	体重（kg）×烧伤面积（%）×1.5ml
第1个24h 补液量	体重（kg）×烧伤面积（%）×1.5ml＋2000
第1个8h 补液量	【体重（kg）×烧伤面积（%）×1.5ml＋2000】÷2
第2个24h 补液量	【体重（kg）×烧伤面积（%）×1.5ml】÷2＋2000

考点四 烧伤补液原则

要点	原则
补液原则	先晶后胶、先盐后糖、先快后慢
液体种类	晶体液首选平衡盐 胶体液首选同型血浆 日需量常用5%～10%葡萄糖液

第十二章 器官移植病人的护理

考点一 移植分类

自体移植→以自身的细胞、组织或器官进行移植，永久存活

同质移植→一卵双生的兄弟或姐妹，其组织器官移植，永久存活且无排斥反应

同种异体移植 → 有排斥反应，移植物不能永久存活

异种异体移植 → 有强烈排斥反应

考点二 排斥反应

分类	表现
急性	多发生于移植后第5日至6个月内。移植物肿胀、疼痛、小血管栓塞、移植器官功能减弱或丧失
超急性	移植手术后24小时内或更短时间内发生，移植器官造成广泛血栓，移植器官功能迅速衰竭
慢性	移植后数月至数年内，功能逐渐减退至丧失

第十三章 肿瘤病人的护理

考点一 肿瘤分类

良性肿瘤 → 细胞分化成熟，呈膨胀性生长，不发生转移

恶性肿瘤 → 分化不成熟，浸润性破坏性持续生长，发生转移

交界性肿瘤 → 形态上属良性，但呈浸润生长，切除后易复发

考点二 TNM 分期

T → 原发肿瘤（后标以数字0～4，1小，4大，0无）

N → 淋巴结

M → 远处转移（有远处转移为 M_1，无为 M_0）

考点三 肿瘤三级预防

预防	内容
一级	病因预防，目的是消除或减少可致癌的因素，降低肿瘤发病率
二级	肿瘤的早发现、早诊断和早治疗，其目的是降低肿瘤死亡率
三级	肿瘤诊断及治疗后的康复，目的在于提高病人生存质量、减轻痛苦、延长生命

考点四 肿瘤患者心理特点

震惊否认期 → 确诊后震惊、极力否认，要求复查

愤怒期 → 惊慌、哭泣、愤怒、悲哀、烦躁，冲动性行为

磋商期 → 求生欲最强，有良好的遵医行为

抑郁期 → 表现出悲伤抑郁、沉默寡言、黯然泣下，试图轻生

小贴士

良性肿瘤若长在重要部位同样威胁生命，如巨大甲状腺肿压迫气管有窒息的危险

总结归纳

肿瘤三级预防和脑血管疾病三级预防联合记忆：一级防发病、二级是三早、三级提高生存质量

小贴士

放疗皮肤反应分度：

①一度：干反应，用0.2%薄荷淀粉止痒

②二度：湿反应，用甲紫

③三度：溃疡坏死，涂硼酸软膏

接受期→心境变平和，不愿多说话，等待生命终点的到来

考点五 化疗药物外渗处理

停止用药→原针头回抽后，注入解毒药后再拔针

解毒药→皮下注射

涂激素→局部涂氢化可的松，冰敷24小时

再上报→报告医生并记录

 巧记

一停二抽三解毒

涂完激素再冰敷

第十四章 颈部疾病病人的护理

考点一 甲亢手术指征

指征 {
1.继发性甲亢、高功能腺瘤
2.中度以上的原发性甲亢
3.腺体较大，伴压迫症状；胸骨后甲状腺肿
4.抗甲状腺药物或^{131}I治疗后复发者
5.妊娠早、中期的甲亢
}

考点二 甲亢手术禁忌证

禁忌证 {
1.青少年患者
2.症状较轻者
3.老年或有严重器质性疾病不能耐受手术者
}

考点三 甲亢术前准备

术前准备 {
1.药物准备
①口服碘剂→抑制TH释放，使腺体缩小变硬
②硫脲类＋碘剂→硫脲类抑制TH合成
③普萘洛尔→控制甲亢症状
2.体位准备→头颈过伸位
3.保护突眼→睡前抗生素眼膏敷眼
4.术前禁用阿托品
}

小贴士

何时可手术❓

情绪稳定，睡眠良好，体重增加，BMR＜+20%，脉率＜90次/分

考点四 甲亢术后并发症

呼吸困难、窒息→切口内出血（拆开缝线、去除血肿）

甲状腺危象→吸氧、物理降温、碘剂、氢化可的松、普萘洛尔等

喉返神经损伤→一侧声音嘶哑；两侧失声、呼吸困难

喉上神经损伤→内支饮水呛咳；外支声调降低

甲状旁腺功能减退→甲状旁腺误伤（手足抽搐发作时静脉注射10%葡萄糖酸钙）

小贴士

呼吸困难、窒息：

最危急的并发症

第十五章 乳房疾病病人的护理

考点一 乳腺癌临床表现

早期肿块 → 单发、无痛、质硬、不光滑、分界不清、不易
　　　　　推动

乳头内陷 → 乳头深部癌块侵及乳晕

"酒窝征" → 癌肿侵及 Cooper 韧带

"橘皮样" → 癌细胞阻塞皮内和皮下淋巴管

考点二 乳腺癌术后

注意事项
- 1.功能锻炼
  - ① 术后24小时 → 活动手部及腕部
  - ② 术后1～3日 → 上肢肌肉等长收缩
  - ③ 术后3～5日 → 活动肘部
  - ④ 术后1周 → 肩部活动、手指爬墙运动
- 2.自检 → 月经结束后2～3日
- 3.避孕5年 → 防复发

巧记

一动手，三动肘
顺着胳膊往上走
七天可以动动肩
直到举手高过头

考点三 乳房良性肿块

疾病	好发年龄	临床表现
乳管内乳头状瘤	40～50岁经产妇	乳头有血性、暗棕色溢液
乳房纤维腺瘤	20～25岁	外上象限多见，肿块表面光滑、易于推动、增大缓慢
乳房囊性增生病	中年妇女	胀痛和肿块，疼痛与月经周期有关

总结归纳

增生找月经周期
乳头状瘤找溢液
纤维腺瘤找光滑
乳腺癌找推不动

第十六章 腹外疝病人的护理

考点一 腹外疝类型

易复性 → 疝内容物容易回纳入腹腔

难复性 → 疝内容物不能完全回纳入腹腔

嵌顿性 → 腹压骤升，疝囊颈将内容物卡住，使其不能回纳

绞窄性 → 嵌顿未解除，肠管及系膜受压致动脉血流减少，
　　　　　最终导致血流阻断

巧记

易复容易回
难复不全回
嵌顿被卡住
绞窄血流无

考点二 斜疝和直疝的鉴别

鉴别点	斜疝	直疝
好发年龄	儿童及青壮年	老年体弱者
突出途径	经腹股沟管突出，可进阴囊	由直疝三角突出，不进阴囊
疝块外形	椭圆或梨形，上部呈蒂柄状	半球形，基底较宽
回纳疝块后压住深环	疝块不再突出	疝块仍可突出
精索与疝囊的关系	精索在疝囊后方	精索在疝囊前外方
疝囊颈与腹壁下动脉的关系	疝囊颈在腹壁下动脉外侧	疝囊颈在腹壁下动脉内侧
嵌顿机会	较多	较少

考点三 腹外疝术后

体位→平卧位，膝下垫一软枕，髋关节微屈

活动→传统疝修补术者早期避免下床；无张力疝修补术者可早期离床活动

防腹压增高→避免剧烈咳嗽和用力排便

防阴囊水肿→用丁字带将阴囊托起

防疝复发→①预防切口感染

②三个月内应避免重体力劳动或提举重物

第十七章 急性化脓性腹膜炎病人的护理

考点一 腹膜炎体征

视诊→腹胀明显；腹式呼吸运动减弱或消失

触诊→腹膜刺激征（压痛、反跳痛、肌紧张）

叩诊→胃肠穿孔时膈下游离气体致肝浊音界缩小或消失

听诊→肠鸣音减弱或消失

考点二 诊断性腹腔穿刺

结核性腹膜炎→草绿色透明腹水

胃、十二指肠急性穿孔→黄色、浑浊、含胆汁、无臭味

急性重症胰腺炎→血性、胰淀粉酶含量高

绞窄性肠梗阻→血性，臭味重

腹腔内出血→抽出不凝血（心、肺、膈、腹膜去纤维作用）

 小贴士

腹膜炎标志性体征→腹膜刺激征

"板状腹"→胃肠、胆囊穿孔时肌紧张

第十八章 腹部损伤病人的护理

考点 腹腔脏器损伤的鉴别

	空腔脏器	实质脏器
部位	胃肠道、胆道、膀胱	肝、脾、胰、肾
主要表现	弥漫性腹膜炎（腹膜刺激征最为突出）	腹腔内出血和出血性休克
辅助检查	1.白细胞计数和中性粒细胞比例明显上升 2.B超示腹腔内积液、积气	抽出液体为不凝固血液

第十九章 胃、十二指肠疾病病人的护理

考点一 胃大部切除手术方式

	毕Ⅰ式	毕Ⅱ式
方法	残胃直接和十二指肠吻合	残胃和上段空肠吻合，十二指肠残端缝合
适用	多适用于 GU	多适用于 DU
优缺点	重建后的胃肠道接近正常解剖生理状态	破坏正常解剖关系，易致胃肠道功能紊乱

考点二 胃大部切除术后并发症

并发症	内容
十二指肠残端破裂	毕Ⅱ式术后近期的严重并发症。多发生在术后 24 ~ 48 小时；右上腹突发急性弥漫性腹膜炎症状
胃肠吻合口瘘	多发生在术后 5 ~ 7 天，早期明显腹膜炎症状和体征，晚期形成局限性脓肿、腹外瘘
急性完全性输入袢梗阻	频繁呕吐，量少，不含胆汁，呕吐后不缓解
慢性不完全性输入袢梗阻	喷射性呕吐大量含胆汁液体，吐后症状消失
吻合口梗阻	进食后上腹饱胀、呕吐；呕吐食物，不含胆汁
输出袢梗阻	上腹饱胀，呕吐食物和胆汁

小贴士

肝破裂 → 出血性休克 + 腹膜刺激征（胆汁刺激所致）

脾 → 最易受损

毕Ⅰ式、毕Ⅱ式

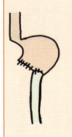 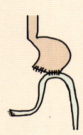

并发症	内容
早期倾倒综合征	多在餐后 10～30 分钟，食物快速进入十二指肠或空肠，表现为上腹饱胀不适，肠鸣频繁；全身无力、头晕、大汗淋漓、心动过速。应少食多餐，进餐后平卧 10～20 分钟
晚期倾倒综合征	多在餐后 2～4 小时，高渗食物迅速进入小肠，快速吸收后血糖升高，使胰岛素大量释放，发生反应性低血糖

巧记

快餐吓出心慌汗
避免过量平卧缓
高渗导致胰岛多
吃块糖糖就复活

考点三 胃癌

好发部位 → 胃窦部
临床分型 → 腺癌（占绝大多数）
转移途径 → 淋巴转移（主要）
临床表现 → 早期无明显症状，可有上腹隐痛
辅助检查 → 纤维胃镜
治疗原则 → 首选手术

第二十章 肠疾病病人的护理

考点一 急性阑尾炎

麦氏点 → 脐与右髂前上棘连线中外 1/3 交界处
生理解剖 → 阑尾动脉属无侧支的终末动脉，血运障碍易致阑尾坏死
常见病因 → 阑尾管腔阻塞
典型表现 → 转移性右下腹痛
重要体征 → 右下腹固定的压痛

阑尾炎

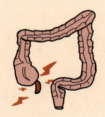

考点二 肠梗阻分类

分类依据	内容
病因	机械性、动力性、血运性
血运障碍	单纯性（无腹膜刺激征）、绞窄性（有腹膜刺激征）
梗阻部位	高位（如十二指肠）、低位（如乙状结肠）
梗阻程度	完全性、不完全性

考点三　肠梗阻临床表现

症状	表现
痛	1. 机械性 → 阵发性剧烈疼痛 2. 绞窄性 → 持续性剧烈腹痛伴阵发性加重 3. 麻痹性 → 持续性胀痛
吐	1. 高位 → 呕吐早且频，吐胃肠内容物 2. 低位 → 呕吐迟而少，呈粪样物 3. 麻痹性 → 溢出性呕吐 4. 肠管有血运障碍 → 呕吐物呈棕褐色或血性
胀	1. 高位 → 不明显 2. 低位 → 明显 3. 麻痹性 → 均匀性全腹胀 4. 绞窄性 → 不对称
闭	1. 急性完全性 → 停止排气、排便 2. 不完全性 → 多次少量的排气、排便 3. 绞窄性肠梗阻 → 可排出血性黏液样粪便

总结归纳

高位 → 吐早胀轻
低位 → 吐迟胀重
麻痹性 → 溢吐胀匀

考点四　肠梗阻体征

体征 {
1. 单纯性机械性
① 视诊 → 腹胀、肠型、蠕动波
② 听诊 → 肠鸣音亢进、有气过水声
③ 触诊 → 轻压痛
2. 绞窄性
① 触诊 → 固定性压痛、腹膜刺激征
② 叩诊 → 移动性浊音阳性
③ X线 → 孤立、突出胀大的肠袢
3. 麻痹性
① 视诊 → 腹胀均匀
② 听诊 → 肠鸣音减弱或消失
}

绞窄性肠梗阻

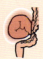

考点五　机械性肠梗阻的类型

粘连性 → 炎症、手术、创伤引起；典型机械性肠梗阻表现；保守治疗

蛔虫性 → 驱虫不当；脐周阵发性疼痛、呕吐；保守治疗

小肠扭转 → 青壮年饱食后剧烈运动；突发剧烈绞痛；手术治疗

乙状结肠扭转 → 老年男性长期便秘；易绞窄；手术治疗

肠套叠 → 腊肠肿块、杯口阴影、果酱样便；早期空气或钡剂灌肠

肠套叠

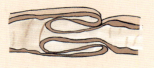

 巧记

果酱腊肠来一套
快乐加倍就是妙

考点六 大肠癌

要点	内容
好发部位	直肠、乙状结肠
临床分型	腺癌（最常见）、未分化癌（预后最差）
转移途径	淋巴转移（最常见）、血行转移（肝、肺）
临床表现	结肠癌：排便习惯及粪便性状改变（最早） 直肠癌：排便习惯改变，便变细、里急后重
辅助检查	大便潜血、直肠指检、内镜、癌胚抗原（CEA）
手术方式	Dixon：距齿状线 > 5cm，保留肛门 Miles：腹膜返折以下，不保留肛门

 小贴士

大便潜血→初筛
直肠指检→简便易行
内镜活检→确诊
癌胚抗原→预后、复发

考点七 结肠癌分类

分类	常见类型	临床表现
左半结肠	肠腔较小，肿瘤多为浸润型，引起环状狭窄	肠梗阻、便秘、腹泻、便血
右半结肠	肠腔较大，粪便稀薄，肿瘤以肿块型多见	全身症状、贫血和腹部肿块

考点八 术前肠道准备

控制饮食→术前 3 天至术前 12h 口服全营养制剂
口服用药→术前 3 天肠道抗生素＋维生素 K
传统清肠→术前 3 天每晚番泻叶泡饮或口服硫酸镁
肠道灌洗→①术前 12～14 小时→等渗平衡电解质溶液 6000ml
　　　　　 ②口服 5%～10% 甘露醇 1500ml

小贴士

甘露醇酵解产气易爆炸，术中禁用电刀

考点九 术后结肠造口

观察造口→有无出血、坏死和回缩
保护切口→取左侧位，用塑料薄膜将腹部切口与造口隔开
保护造口→氧化锌涂抹皮肤；便后用凡士林纱布覆盖肠黏膜
更换袋子→造口袋内充满 1/3～1/2 排泄物

小贴士

如何选择造口袋❓
根据造口大小选择合适造口袋3～4个备用

第二十一章 直肠肛管疾病病人的护理

考点一 直肠肛管周围脓肿

肛门周围脓肿（最常见）→持续性跳痛、全身感染症状不明显
坐骨肛管间隙脓肿→患侧持续性胀痛、全身感染症状明显

骨盆直肠间隙脓肿 → 直肠坠胀感、里急后重、全身症状更
明显

考点二　肛瘘

病因 → 直肠肛管周围脓肿切开或自行破溃后处理不当

表现 → 肛门周围外口流脓、肛周潮湿、瘙痒

治疗 → 高位肛瘘挂线疗法；低位肛瘘挂线疗法或手术切除

考点三　肛裂

好发部位 → 肛管后正中线

三联征 → 肛裂、"前哨痔"、肥大乳头

主要症状 → 排便时和排便后肛门两次疼痛高峰（马鞍、驼
峰样）

避免检查 → 直肠指检、直肠镜

考点四　痔

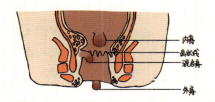

分类
{
1.内痔
①部位 → 齿状线以上
②好发 → 截石位3、7、11点
③表现 → 排便时无痛性出血和痔块脱出
④治疗 → Ⅰ～Ⅱ度注射疗法、胶圈套扎法
　　　　　Ⅱ、Ⅲ度及混合痔行痔核切除术
2.外痔
①部位 → 齿状线以下
②血栓性 → 暗紫色肿物，边界清，触痛明显
③治疗 → 血栓性外痔剥离术
3.混合痔 → 兼有内、外痔的特征
}

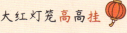

巧记

大红灯笼高高挂

小贴士

肛裂后正中线按钟表
考查时要注意体位
截石位 → 6点
膝胸位 → 12点

巧记

内痔分度：
Ⅰ度不脱出
Ⅱ度自行回
Ⅲ度用手托
Ⅳ度托不回

第二十二章 门静脉高压症病人的护理

考点一 门静脉与腔静脉4个交通支

一上 → 胃底 – 食管下段交通支（最重要、破裂后大出血）

一下 → 直肠下端 – 肛管交通支

一前 → 前腹壁交通支

一后 → 腹膜后交通支

考点二 门静脉高压症病因

肝前型 → 肝外门静脉血栓形成、先天性畸形、肝门区肿瘤压迫

肝内型 → ①窦前型：血吸虫病

　　　　 ②肝窦型、窦后型：肝炎后肝硬化（最常见）

肝后型 → 布加综合征、缩窄性心包炎

考点三 门静脉高压症临床表现

脾大、脾功能亢进 → 早期即有脾大，伴不同程度的脾亢

呕血和黑便 → 胃底、食管下段曲张静脉突然破裂致急性大出血

腹水 → 腹部膨胀，移动性浊音阳性

巧记

大（脾大）禹治（侧支循环建立开放）水（腹水）

第二十三章 肝脏疾病病人的护理

考点一 原发性肝癌

要点	内容
病因	病毒性肝炎、肝硬化、黄曲霉菌等
分类	大体形态 → 结节型多见 组织学类型 → 我国以肝细胞型为主
临床表现	肝区疼痛 → 最常见症状，也是首发症状，多为持续性隐痛、刺痛或胀痛
辅助检查	普查 → 血清甲胎蛋白（AFP） 定位首选 → B超
治疗原则	肝切除术是目前最有效的方法

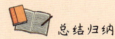
总结归纳

首选B超：

1.肝癌定位

2.肝脓肿

3.胆道疾病

考点二 肝脓肿

	细菌性肝脓肿	阿米巴性肝脓肿
病史	继发于胆道感染或其他化脓性疾病	继发于阿米巴痢疾

	细菌性肝脓肿	阿米巴性肝脓肿
症状	病情急骤严重，全身脓毒症状明显，有寒战、高热、弛张热	起病较缓慢，病程较长，不规则热，症状较轻
血液	血液细菌培养阳性	阿米巴抗体阳性
粪便	无特殊发现	阿米巴滋养体
脓液	多为黄白色脓液	棕褐色脓液，无臭味
治疗	抗生素	抗阿米巴药物
脓肿	较小，多发性	较大，多为单发
体征	多无局限性隆起	肝大显著，局限性隆起

第二十四章 胆道疾病病人的护理

考点一 胆道疾病特殊检查

B 超 → 首选检查，禁食 12 小时、禁饮 4 小时

经皮肝穿刺胆道造影 → 了解胆管内病变部位、程度和范围

内镜逆行胰胆管造影 → 显示胆胰管系统，易诱发胰腺炎、胆管炎

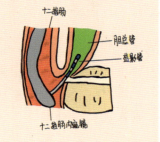

内镜逆行胰胆管造影

考点二 胆石症和胆道感染

分类

1. 胆囊结石及急性胆囊炎
   ① 诱因 → 饱餐、进油腻食物
   ② 表现 → 右上腹阵发性绞痛，放射至右肩或右背部
   ③ 体征 → 右上腹腹膜刺激征阳性，Murphy征阳性
   ④ 治疗 → 手术切除胆囊
2. 胆管结石及急性胆管炎
   ① 表现 → 腹痛、寒战高热和黄疸（Charcot三联征）
   ② 治疗 → 消炎利胆，行胆总管切开取石及引流术
3. 急性梗阻性化脓性胆管炎
   ① 表现 → Charcot三联征＋休克＋神经精神症状（Reynold五联征）
   ② 治疗 → 紧急手术解除胆道梗阻并减压

考点三 T型管

保持通畅 → ① 引流管水平高度不超过腹部切口高度
　　　　　② 由近向远挤压引流管
　　　　　③ 少量无菌生理盐水缓慢冲洗

量及性状→①量过少：T型管阻塞、肝功能衰竭
　　　　　②量过多：胆总管下段不通畅
保持清洁→每天更换1次外接的连接管、引流袋
拔管指征→术后*12～14天*；黄疸消退，无腹痛、发热，
　　　　大便颜色正常；胆汁引流量减少，颜色透明金
　　　　黄，无脓液、结石，无沉渣及絮状物
拔管流程→①饭前、饭后各夹管1小时
　　　　②1～2天全天夹管
　　　　③X线下经T型管做胆道造影
　　　　④造影后继续引流2～3天
　　　　⑤再次夹管1～2天无不适可拔管
伤口处理→拔管后用凡士林纱布堵塞，1～2天会自行封闭
观察病情→拔管后1周内，警惕有无胆汁外漏、腹膜炎

 小贴士

外科重要三大引流：
1.T型管引流
2.胸腔闭式引流
3.脑室引流

第二十五章 胰腺疾病病人的护理

考点一　急性胰腺炎

病因	1.我国最常见的病因→胆道疾病 2.暴饮暴食和大量酗酒
发病机制	胰酶自身消化所致的炎性反应
临床表现	1.最主要和首发症状→腹痛（突发上腹或左上腹持续剧痛、刀割样疼痛,向腰背部呈带状放射,常在饱餐、饮酒后发生） 2.恶心、呕吐 3.发热 4.黄疸→黄疸越重则病情越重，预后不良 5.低钙血症→手足抽搐 血清钙 < 2.0mmol/L→病情严重，预后差
辅助检查	血清和尿淀粉酶明显升高
治疗原则	1.控制饮食和胃肠减压 2.剧烈疼痛→哌替啶、阿托品肌内注射。不宜单独用吗啡（导致Oddi括约肌痉挛）

 总结归纳

禁用吗啡：
1.颅脑损伤
2.胆道疾病
3.胰腺疾病
4.急腹症诊断未明

考点二　胰腺癌

首要危险因素→吸烟
组织学类型→导管细胞癌（最多见）
首发症状→上腹部不适及隐痛（最常见）
胰头癌症状→进行性加深的黄疸（最主要）
胰头癌诊断→CT（主要方法）
胰头癌术式→根治首选胰头十二指肠切除术（Whipple术）

考点三 胰岛素瘤

典型症状 → 低血糖发作

Whipple 三联征 → ①低血糖发作

② 发作时血糖 < 2.78mmol/L

③摄入葡萄糖后症状迅速缓解

治疗原则 → 手术切除肿瘤

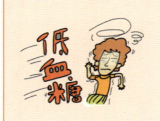

第二十六章 外科急腹症病人的护理

考点一 腹痛类型

类型	特点
内脏痛	1.痛觉迟钝，对较强的张力及缺血、炎症等刺激较敏感 2.痛感弥散，定位不准确 3.疼痛过程缓慢、持续
躯体痛	准确反映病变部位，常引起反射性腹肌紧张
牵涉痛	内脏病变产生的痛觉，被定位于身体其他部位

考点二 腹痛性质

阵发性绞痛 → 机械性肠梗阻

持续性钝痛 → 腹腔炎症、缺血、出血性病变

持续性痛、阵发性加剧 → 空腔脏器梗阻合并绞窄

刀割样锐痛 → 溃疡病穿孔致化学性腹膜炎

持续性胀痛 → 麻痹性肠梗阻

间歇性剑突下"钻顶样"剧痛 → 胆道蛔虫病

考点三 急腹症的鉴别

类型	表现
内科	1.先发热或先呕吐，后腹痛 2.腹痛或压痛部位不固定，程度较轻，无明显腹肌紧张
外科	1.先腹痛，后有发热等伴随症状 2.腹痛或压痛部位较固定，程度重 3.常出现腹膜刺激征，甚至休克 4.伴有腹部肿块或其他外科特征性体征
妇科	1.下腹部或盆腔内痛为主 2.常伴有白带增多、阴道流血，或有停经史、月经不规则

总结归纳

内科 → 先热后痛

外科 → 先痛后热

妇科 → 妇科表现

考点四 外科急腹症的鉴别

类型	表现
炎症性	1. 持续性腹痛，由轻至重 2. 固定压痛点，可伴反跳痛和肌紧张 3. 体温升高，血白细胞及中性粒细胞增高
穿孔性	1. 突然刀割样持续性剧痛 2. 迅速出现腹膜刺激征，波及全腹 3. 肝浊音界缩小或消失，X线见膈下游离气体 4. 有移动性浊音，肠鸣音消失 5. 腹腔穿刺有助于诊断
出血性	1. 急性失血致失血性休克 2. 可有不同程度腹膜刺激征 3. 移动性浊音阳性（腹腔积血 > 500ml） 4. 腹腔穿刺抽出不凝血
梗阻性	1. 阵发性绞痛 2. 初期多无腹膜刺激征 3. 结合伴随症状和体征、辅助检查再做诊断
绞窄性	1. 持续性腹痛阵发性加重或持续性剧痛 2. 腹膜刺激征或休克 3. 黏液血便或腹部局限性固定性浊音

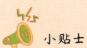

小贴士

急腹症结合腹腔脏器损伤和腹膜炎共同学习，多以病例分析出题

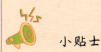

小贴士

急腹症未明诊断前四禁：
禁饮食
禁止痛
禁泻药
禁灌肠

第二十七章 周围血管疾病病人的护理

考点一 深静脉血栓形成

好发部位 → 下肢深静脉
急性卧床 → 休息2周，患肢抬高于心脏平面20~30cm
下床活动 → 穿弹力袜或应用弹力绷带
抗凝疗法 → 最主要的治疗方法，常用肝素
溶栓疗法 → 发病7天内使用尿激酶
预防形成 → 长期卧床需定时翻身；病情允许尽早离床活动

考点二 血栓闭塞性脉管炎分期

分期	病理改变	临床表现
局部缺血期	以血管痉挛为主	肢端发凉、怕冷、间歇性跛行，患肢足背及胫后动脉搏动明显减弱

小贴士

脉管炎好发因素：青壮年、男性、抽烟、湿冷环境，好发于中、小动静脉，尤其是下肢血管

分期	病理改变	临床表现
营养障碍期	血管痉挛加重，发生动脉阻塞	肌肉抽搐，尤以夜间明显，静息痛，足背及胫后动脉搏动消失
组织坏死期	患肢动脉完全闭塞，干性坏疽	疼痛剧烈，常彻夜难眠，屈膝抱足为此期典型体位

考点三 脉管炎治疗、护理

治疗原则→①严禁吸烟

②防止受冷、受潮和外伤

③锻炼患肢，促进侧支循环建立

④适当使用吗啡或哌替啶

护理措施→①室温 > 21℃，不用热水袋、热水泡脚

②指导病人 Buerger 练习和行走锻炼

第二十八章 颅内压增高病人的护理

考点一 颅内压增高"三主征"

头痛→最常见症状，咳嗽、低头、用力时加重

呕吐→喷射性，与进食无直接关系

视盘水肿→重要客观体征

考点二 库欣（Cushing）反应

血压→代偿性升高，尤其是收缩压，脉压增大

脉搏→慢而有力

呼吸→深而慢

考点三 颅内压增高的护理

一般护理→①体位→床头抬高30°斜坡位

②补液→ 1500 ～ 2000ml；尿量 ≥ 600ml/d

③吸氧→减少脑血流从而降颅压

④安全→昏迷躁动不安者切忌强制约束

防颅压高→①卧床休息→不要用力坐起或提重物、避免激动

②防腹压高→避免剧烈咳嗽和用力排便

脱水治疗→ 20% 甘露醇 250ml，30 分钟内快速静滴

应用激素→地塞米松→预防和治疗脑水肿、减少脑脊液生成

冬眠低温→降至肛温 33℃ ～ 35℃ →降低脑耗氧量和脑代谢率

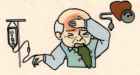

颅内压增高

小贴士

颅内压正常值：

成人为70 ～ 200mmH$_2$O

儿童为50 ～ 100mmH$_2$O

考点四 脑疝

分类	小脑幕切迹疝	枕骨大孔疝
临床表现	进行性意识障碍，患侧瞳孔先小后大，对侧肢体瘫痪、肌张力增加、腱反射亢进	剧烈头痛，瞳孔忽大忽小，当延髓呼吸中枢受压时，早期可突发呼吸骤停而死亡
治疗原则	立即静脉快速输入高渗性脱水药（如20%甘露醇），争取时间尽快手术，去除病因	

第二十九章 颅脑损伤病人的护理

考点一 颅底骨折

骨折部位	脑脊液漏	瘀斑部位	脑神经损伤
颅前窝	鼻漏和口腔漏（多呈血性）	眼睑青紫、眼结膜下出血（"熊猫眼征""眼镜征"）	嗅N、视N
颅中窝	鼻漏、耳漏	乳突区	面N、听N
颅后窝	胸锁乳突肌和乳突后	乳突部及枕下部	第IX～XII对脑N

考点二 脑脊液漏4禁忌

禁忌 → 鼻腔、耳道的堵塞、冲洗和滴药
严禁 → 经鼻腔置胃管、吸痰及鼻导管给氧
禁忌 → 做腰椎穿刺
避免 → 用力咳嗽、打喷嚏、擤鼻涕及用力排便

考点三 脑损伤

脑震荡 → ①表现 → 短暂意识障碍 < 30min，逆行性遗忘
　　　　②治疗 → 卧床休息5～7天
脑挫裂伤 → ①表现 → 伤后立即昏迷，时间长短不一
　　　　　②治疗 → 防治脑水肿，保持呼吸道通畅
硬脑膜外血肿 → ①表现 → 中间清醒期
　　　　　　②治疗 → 手术清除血肿
硬脑膜下血肿 → ①表现 → 伤后持续昏迷或昏迷进行性加重
　　　　　　②治疗 → 手术清除血肿

考点四 格拉斯哥评分

评分项目 → 睁眼、言语、运动

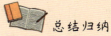
总结归纳

瞳孔变化：
1.原发性动眼神经损伤 → 一侧瞳孔散大
2.小脑幕切迹疝 → 患侧瞳孔先小后大
3.脑干损伤 → 双侧瞳孔时大时小
4.临终前 → 双侧瞳孔散大

熊猫眼征

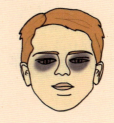

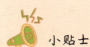
小贴士

脑脊液漏重点是防逆行感染，促进外漏通道早日闭合 → 患侧卧位，维持半坐卧位至停止脑脊液漏3～5天

分值意义 → 最高分 15 分，总分 < 8 分表示昏迷状态，最低 3 分

第三十章 常见颅脑疾病病人的护理

考点一 颅脑疾病辅助检查

颅内肿瘤 → 首选 CT 或 MRI

颅内动脉瘤 → 脑血管造影（DSA）确诊

颅内动静脉畸形 → 脑血管造影（DSA）确诊

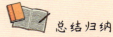
总结归纳
首选 CT：颅内肿瘤、脑血管疾病、肾损伤
确诊 DSA：颅内动脉瘤、颅内动静脉畸形、蛛网膜下腔出血

考点二 颅脑疾病术后护理

体位护理 → ① 全麻未清醒 → 取侧卧位

② 清醒后 → 床头抬高 30°，利于颅内静脉回流

③ 搬动病人 → 头颈部成一直线

一般饮食 → ① 手术 24h 后 → 意识清醒进流食，至半流，逐渐普食

② 颅后窝术后 → 禁食禁饮待吞咽功能恢复后练习进食

③ 长期昏迷 → 给予鼻饲营养

考点三 颅脑术后 3 种引流

引流	护理措施
创腔	1. 创腔引流瓶放置于头旁枕上或枕边，高度与创腔保持一致 2. 手术 48 小时后，将引流瓶略放低 3. 引流 3～4 天后，血性脑脊液转清，可拔管
硬脑膜下	1. 术后取平卧位或头低足高患侧卧位 2. 引流瓶应低于创腔 30cm，术后不使用强力脱水药，不严格限制水分摄入
脑室外	1. 引流管开口高于侧脑室平面 10～15cm 2. 引流量 ≤ 500ml/d 为宜 3. 引流管被小血块阻塞，可挤压或抽吸，切不可用盐水冲洗 4. 引流液血性示脑室内出血，浑浊示感染 5. 预防逆行感染，每天更换引流袋时先夹管 6. 拔管指征：引流时间 1～2 周，开颅手术后脑室引流不超过 5～7 天；拔管前行头颅 CT，并夹管 24 小时，观察病情

总结归纳
引流瓶的位置：
1. 胸腔闭式引流瓶低
2. T 型管引流瓶低
3. 硬脑膜下引流瓶低
4. 创腔瓶水平一致
5. 脑室外引流管高

第三十一章 胸部损伤病人的护理

考点一 肋骨骨折

好发部位 → 第 4～7 肋骨

单根骨折 → 固定胸廓、药物镇痛、防并发症

反常呼吸 → ①原因 → 多根多处肋骨骨折造成胸壁软化

②表现 → 吸气时软化区内陷；呼气时向外鼓出

③后果 → 缺氧和 CO_2 潴留致呼吸、循环衰竭

④处理 → 牵引固定或厚棉垫加压包扎

考点二 3种气胸

分类	闭合性	开放性	张力性
表现	1. 肺萎陷 ≤ 30%：无明显症状 2. 肺萎陷 > 30%：气管移向健侧，叩诊鼓音，呼吸音减弱或消失	纵隔扑动	进行性呼吸困难，气管移向健侧，触及皮下气肿，叩诊鼓音，呼吸音消失
治疗	小量无需治疗	迅速包扎封闭伤口	紧急排气减压
特点	气体不进不出	气体进进出出	气体只进不出

小贴士

三种气胸皆可出现呼吸困难、气管及纵隔移位，鉴别关键点在于：

开放性 → 纵隔扑动

张力性 → 高压气体

考点三 胸腔闭式引流

要点	内容
安置部位	排气：锁骨中线第 2 肋间 排液：腋中线与腋后线第 6 或第 7 肋间 排脓：脓液积聚最低位
体位	半坐卧位
保持通畅	1. 引流瓶低于胸腔胸壁引流口平面 60～100cm 2. 定时挤压引流管，防止受压、扭曲、阻塞 3. 水柱上下波动 4～6cm，随呼吸上下移动
保持密闭	1. 水封瓶长玻璃管没入水中 3～4cm，保持直立 2. 若从胸壁滑脱，立即用手捏闭伤口处皮肤 3. 搬运、更换时，双重夹闭引流管

胸腔闭式引流

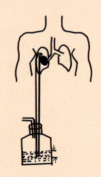

考点四 胸腔闭式引流拔管

拔管指征 → ①时间 → 引流 48～72 小时后

②引流量 → 24 小时引流液 < 300ml，脓液 < 10ml

③X 线 → 肺膨胀良好无漏气

④患者无呼吸困难

拔管方法 → ①先深吸一口气

②深吸气末迅速拔管

③凡士林纱布和厚敷料封闭胸壁伤口，包扎固定

④观察有无胸闷、呼吸困难、切口漏气、渗液等

考点五 血胸

分级 → 小量 → < 0.5L；中量 → 0.5 ~ 1L；大量 → > 1L

确诊 → 胸膜腔穿刺抽得血液

处理 → ①非进行性 → 小量积血自行吸收；血量较多穿刺抽血

②进行性 → 剖胸止血，及时补充血容量

③凝固性 → 血块和纤维组织剥除术

④感染性 → 胸腔引流，排尽积血积脓

考点六 心脏损伤

部位 → 右心室多见

确诊 → 心包穿刺抽到血液

Beck 三联征 → ①静脉压升高 > 15cmH_2O

②脉搏微弱、心音遥远

③脉压小，动脉压降低、甚至难以测出

第三十二章 脓胸病人的护理

考点一 急性脓胸

感染 → 多为继发感染，原发病灶最主要来自肺部

病菌 → 金黄色葡萄球菌最多见

确诊 → 胸膜腔穿刺抽出脓液

处理 → ①穿刺抽脓 → 每次抽脓量不超过 1000ml

②胸腔闭式引流 → 脓液稠厚不易抽出、伴支气管胸膜瘘

考点二 慢性脓胸

病程 → 急性脓胸超过 3 个月，脓腔壁韧厚，脓腔容量固定

造影 → ①瘘口注入亚甲蓝 1 ~ 2ml. 咳出蓝色痰 → 支气管胸膜瘘

②口服亚甲蓝液 2 ~ 3ml. 从脓腔排出 → 食管胸膜瘘

体位 → 脓胸 → 半坐位；支气管胸膜瘘 → 患侧卧位

手术 → ①方法 → 胸膜纤维板剥脱术

②术后 → 易大量渗血

③处理 → 引流鲜红色液 > 100ml/h，持续 2 ~ 3h，
应立即快速输血，予止血药，必要时开胸止血

小贴士

时机？
PEEP → 呼气末正压通气
胸腔闭式引流拔管 → 深吸气末

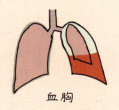
血胸

总结归纳
考试中金葡菌涉及疾病：疖、痈、脓性指头炎、急性乳腺炎、细菌性肝脓肿、血源性化脓性骨髓炎、化脓性关节炎、急性脓胸、新生儿脐炎

第三十三章 肺部疾病外科治疗病人的护理

考点一 肺癌分类

鳞状细胞癌→多见于老年男性，与吸烟关系密切，常为中心型

腺癌→多为周围型

大细胞癌→周围型多见，预后很差

小细胞癌→对放射和化学药物治疗虽较敏感，预后最差

考点二 肺癌术后体位

意识未恢复→平卧位，头偏向一侧

血压稳定后→半坐卧位

咯血或支气管瘘→患侧卧位

肺节或楔形切除→健侧卧位

肺叶切除→平卧位或左右侧卧位

全肺切除→1/4患侧卧位

第三十四章 食管癌病人的护理

考点一 食管3处生理狭窄

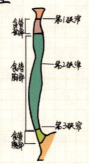

环状软骨下缘平面→食管入口处

主动脉弓水平位→主动脉和左支气管横跨食管

食管下端→食管穿过膈肌裂孔处

考点二 食管癌临床表现

好发部位→胸中段

组织类型→鳞癌多见

转移途径→淋巴转移（主要）

临床表现→①早期→吞咽不适感（哽咽感、烧灼感、异物感）
　　　　　②中晚期→进行性吞咽困难
　　　　　③晚期→持续胸痛或背痛

考点三 食管癌辅助检查

吞钡X线双重对比造影→黏膜皱襞紊乱、充盈缺损、不规则狭窄

脱落细胞学检查→带网气囊食管细胞采集器

纤维食管镜检查→直视肿块及钳取活组织行病理诊断

小贴士

独一无二的引流管：
全肺切除术后的胸腔引流管一般呈钳闭状态，可酌情开放，每次放液量≤100ml，速度宜慢，防纵隔突然移位致心脏骤停

巧记

十（食）宫（弓）格（膈）

总结归纳

进行性：
1.呼吸困难→ARDS
2.吞咽困难→食管癌
3.黄疸加重→胰头癌
4.排尿困难→前列腺增生

小贴士

脱落细胞→普查筛选
食管镜→确诊

考点四 术前胃肠道准备

局部抗炎 → 术前 1 周分次口服抗生素溶液

饮食要点 → 术前 **3 天流质饮食**，术前 12 小时禁食，8 小时禁饮

减轻水肿 → 术前 1 天晚，生理盐水 100ml + 抗生素冲洗食管、胃

结肠替代 → ① 术前 3 ～ 5 天 → 口服抗生素
② 术前 2 天 → 无渣流质饮食
③ 术前晚 → 清洁灌肠或全肠道灌洗

术晨置管 → 胃管**不能强行进入**，可置于梗阻部位上端，术中再置

考点五 食管癌术后并发症

	吻合口瘘	乳糜胸
表现	极为严重的并发症，多发生在术后 5 ～ 10 日，呼吸困难、胸腔积液、全身中毒症状	术后比较严重的并发症，多发生在术后 2 ～ 10 日。胸闷、气急、心悸，甚至血压下降。未及时治疗可造成全身消耗、衰竭而死亡
护理	1. 禁食 2. 胸腔闭式引流 3. 抗感染 4. 抗休克	1. 禁食，给予肠外营养 2. 胸腔闭式引流 3. 术前准备（胸导管结扎术）

第三十五章 心脏疾病病人的护理

考点一 冠心病术前药物准备

术前 3 ～ 5 天 → ① 停服 → 抗凝药、洋地黄、奎尼丁、利尿药
② 口服 → 氯化钾

考点二 冠心病术前特殊检查

冠状动脉造影 → 外科治疗的主要依据

导管拔除后 → 压迫止血 15 ～ 30 分钟，沙袋压迫 24h

小贴士

吻合口瘘的先天原因：
无浆膜层覆盖

防范多严格❓
禁食期间**不可下咽唾液**

第三十六章 泌尿、男性生殖系疾病的主要症状和检查

考点一 尿失禁分类

类型	表现	多见于
完全性	又称真性尿失禁，尿液持续性从膀胱流出，膀胱呈空虚状态	外伤、手术引起的膀胱颈和尿道外括约肌损伤
压力性	当腹压突然升高如咳嗽、喷嚏、大笑、突然起立时，尿液不经意地流出	经产妇
充溢性	又称假性尿失禁，膀胱功能完全失代偿，过度充盈后，尿液不断溢出	慢性尿潴留、前列腺增生
急迫性	严重尿频、尿急而膀胱不受意识控制就开始排尿	膀胱严重感染

考点二 尿液异常

镜下血尿 → 离心尿每高倍视野红细胞超过 3 个
肉眼血尿 → 1000ml 尿中含 1ml 血液
脓尿 → 离心尿每高倍视野白细胞超过 5 个
乳糜尿 → 尿液含有乳糜或淋巴液、大量脂肪、蛋白质
蛋白尿 → 尿液蛋白含量 > 150mg/d
少尿 → 成人尿量 < 400ml/d
无尿 → 成人尿量 < 100ml/d

考点三 肉眼血尿分类

按出血部位和血尿出现阶段分
初始血尿 → 前尿道
终末血尿 → 后尿道、膀胱颈部、膀胱三角区
全程血尿 → 膀胱或其以上部位

考点四 泌尿系实验室检查

肾功检查 → ①尿比重测定 → 正常值为 1.010 ~ 1.030
②血肌酐和血尿素氮 → 增高的程度与肾损害成正比
③内生肌酐清除率（Ccr）→ 反映肾小球滤过率
前列腺特异性抗原 → PSA > 10ng/ml 高度怀疑前列腺癌

巧记
少尿400 → "少林寺"
无尿100 → "一无所有"

血尿分类

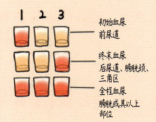

初始血尿
前尿道

终末血尿
后尿道、膀胱颈、三角区

全程血尿
膀胱或其以上部位

小贴士
肾功能最简便 → 尿比重
GFR简便有效 → Ccr

考点五 泌尿系影像学检查

尿路平片（KUB）→摄片前清除肠道内的气体和粪便

排泄性尿路造影（IVP）→①造影前应做碘过敏试验

②限制饮水6～12小时

③禁忌证→妊娠、肾功能严重损害

逆行肾盂造影→①显示肾盂、输尿管形态

②禁忌证→急性尿路感染及尿道狭窄

经皮肾穿刺造影→适用于IVP显影不良、逆行肾盂造影失败

膀胱造影和排泄性膀胱尿道造影→显示膀胱形态、瘘、肿瘤

肾动脉造影→适用于肾血管疾病、肾实质肿瘤

CT、MRI→鉴别肾实质性和囊性疾病、肿瘤的诊断

超声检查→方便、无创伤

第三十七章 泌尿系损伤病人的护理

考点一 肾损伤

分型→肾挫伤、肾部分裂伤、肾全层裂伤、肾蒂损伤（最严重）

表现→血尿（常见）、疼痛、腰腹部肿块、休克、感染

辅助检查→①首选CT

②血尿是诊断肾损伤的重要依据

护理重点→绝对卧床休息2～4周，即使血尿消失仍需卧床

健康教育→恢复后3个月不宜重体力劳动、剧烈运动

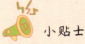

小贴士

最严重的肾蒂损伤可无血尿，表现为失血性休克

考点二 膀胱破裂

分型→①腹膜内→尿流入腹腔致腹膜炎

②腹膜外→腹膜外盆腔炎、脓肿

表现→休克、腹痛、腹膜刺激症状、血尿、排尿困难、尿瘘

辅助检查→①导尿试验→简便易行

②膀胱造影→确诊

考点三 尿道损伤

部位→①球部损伤→骑跨伤

②膜部损伤→骨盆骨折

③球膜交界损伤→尿道器械操作不当

表现→休克、疼痛、尿道出血、排尿困难、血肿、尿外渗

辅助检查→导尿→能顺利插入导尿管，则尿道连续而完整

护理重点→①术后留置导尿管2～4周

②术后第3天开始服用缓泻剂

③定期进行尿道扩张

小贴士

导尿试验：

经导尿管注入灭菌生理盐水200～300ml，5分钟后吸出，若液体进出量差异很大，提示膀胱破裂

第三十八章 泌尿系结石病人的护理

考点一 上尿路结石

表现→与活动有关的疼痛和血尿
辅助检查→泌尿系统X线平片（首选）
治疗原则→①非手术治疗→适用于直径＜0.6cm结石
　　　　　②体外冲击波碎石（ESWL）：适宜于直径
　　　　　≤2cm结石（两次治疗间隔10～14天以上为宜）
　　　　　③手术治疗

考点二 膀胱结石

表现→排尿突然中断，改变体位后可继续排尿
辅助检查→X线、B超、膀胱镜
治疗原则→膀胱镜取石、耻骨上膀胱切开取石

考点三 尿道结石

表现→排尿困难、点滴状排尿及尿痛，甚至造成急性尿潴留
辅助检查→X线、B超
治疗原则→前尿道结石可经前尿道钩取和钳出，尽量不做
　　　　　尿道切开取石

考点四 尿路结石的护理

大量饮水→大量饮水＞2500～3000ml/d，维持尿量＞2000ml/d
饮食指导→①含钙结石限制含钙、草酸成分多的食物
　　　　　②尿酸结石不宜服用高嘌呤食物（动物内脏）
绝对卧床→肾实质切开取石、肾部分切除者需绝对卧床2周
肾盂造瘘→不常规冲洗，以免引起感染

第三十九章 泌尿、男性生殖系结核病人的护理

考点一 肾结核

原发病灶→大多在肺
临床表现→膀胱刺激症状、血尿、脓尿、肾区疼痛和肿块、
　　　　　全身症状
辅助检查→①连续3次进行清晨尿液结核分枝杆菌检查
　　　　　②X线→确定治疗方案的主要手段
药物治疗→早期、联合、适量、全程、规律，至少半年以上
手术护理→①术前→多饮水、抗结核治疗2～4周

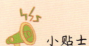

小贴士

巨大肾结石ESWL治疗
后患侧卧位48～72h，
以后逐渐间断起立，
防"石街"形成

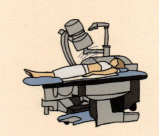

总结归纳

1. 泌尿、生殖、骨、关节的结核病灶大多在肺
2. 肉眼血尿：洗肉水样
3. 脓尿：洗米水样

②术后→继续抗结核治疗6～9个月

　　　　　　保留肾组织者卧床3～7天

健康教育→定期复查，5年不复发可认为治愈

考点二　男性生殖系结核

前列腺结核→男性生殖系结核最常见

附睾结核→串珠状小结节、寒性脓肿

第四十章　泌尿系梗阻病人的护理

考点一　良性前列腺增生

病因→可能是体内雄激素与雌激素平衡失调

表现→①最早→尿频，尤其是夜尿次数明显增多

　　　②最重要→进行性排尿困难

　　　③尿潴留、血尿

检查→①简单易行→直肠指检

　　　②PSA测定→鉴别前列腺增生和前列腺癌

治疗→①手术指征→膀胱残余尿＞60ml或急性尿潴留病史者

　　　②手术方式→经尿道前列腺切除术（TUR）

护理→①预防出血→固定或牵拉气囊防止尿管移位

　　　②膀胱冲洗→常规用生理盐水持续冲洗3～5天

　　　③拔除尿管→TUR→5～7天

　　　　　　　　　经耻骨上→7～10天

　　　　　　　　　经耻骨后→3～4天

　　　④防并发症→避免腹压增高，禁止灌肠或肛管排气

教育→①防尿潴留→避免受凉、劳累、饮酒、便秘

　　　②饮食指导→易消化、高纤维饮食

　　　③活动指导→术后1个月避免剧烈活动

考点二　急性尿潴留

术后动力性→诱导排尿，若仍不能排尿，可导尿

病因不明者→先导尿，若不成功则临时者行耻骨上膀胱穿刺，长期者行耻骨上膀胱造瘘

第四十一章　泌尿、男性生殖系肿瘤病人的护理

考点一　肾癌

危险因素→吸烟、肥胖、高血压等

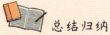

总结归纳

最早表现为尿频：

1.肾结核

2.前列腺增生

简便易行检查（直肠指检）：

1.直肠癌

2.前列腺增生

小贴士

TUR综合征：术中大量的冲洗液被吸收使血容量急剧增加，形成稀释性低钠血症，可出现烦躁、恶心、呕吐、抽搐、昏迷，严重者出现肺水肿、脑水肿、心力衰竭等

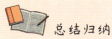

总结归纳

发病因素与吸烟有关：

1.肺鳞癌

2.胰腺癌

3.肾癌

4.膀胱癌

5.血栓闭塞性脉管炎

临床表现→血尿（无痛间歇全程肉眼血尿）、肿块和疼痛
辅助检查→①B超→简便易行
　　　　　②CT、MRI、肾动脉造影→早期诊断
手术原则→①癌肿位于肾表面→保留肾组织的局部切除术
　　　　　②瘤体较大→术前1天肾动脉栓塞＋手术切除
术后护理→肾部分切除后应卧床3～5天以防出血

考点二 膀胱癌

危险因素→吸烟、长期接触苯胺类化学物质
组织类型→多数为移行细胞乳头状癌
临床表现→全程无痛肉眼血尿（最早、最常见）
辅助检查→膀胱镜（最重要）
预防复发→膀胱内药物灌注，持续2年

考点三 前列腺癌分期

Ⅰ期→前列腺增生手术标本中偶然发现小病灶，多数分化
　　　良好
Ⅱ期→局限于前列腺包膜内
Ⅲ期→癌已穿破包膜，可侵犯周围脂肪、精囊、膀胱颈或
　　　尿道
Ⅳ期→局部淋巴结或远处转移

第四十二章 男性性功能障碍、节育者的护理

考点一 男性性功能障碍的临床表现

性欲改变→无性欲或性欲低下
勃起功能障碍→阳痿属于重度
射精功能障碍→①早泄、不射精→多为功能性
　　　　　　　②逆行射精→多由器质性病变引起
　　　　　　　③血性精液→由精囊炎或肿瘤引起

考点二 男性节育

措施→输精管结扎、输精管注射绝育、避孕套、外用避孕
　　　药膜
护理→术后留院观察1～2小时，7天内不骑自行车，避
　　　免剧烈活动、洗澡和性交

小贴士
膀胱癌是泌尿系最常
见的肿瘤

巧记
Ⅰ期→偶然
Ⅱ期→膜内
Ⅲ期→膜外
Ⅳ期→转移

第四十三章 肾上腺疾病外科治疗病人的护理

考点一 皮质醇症（库欣综合征）临床表现

向心性肥胖 → 满月脸、水牛背、腹部凸出下坠，躯干明显
肥胖

皮肤菲薄 → 腹部、臀部、股部紫色条纹

四肢无力及肌肉萎缩

高血压 → 水钠潴留所致

电解质紊乱 → 高血钠、低血钾

性腺功能紊乱 → 痤疮、多毛、月经失调、性功能减退

骨质疏松 → 腰背痛、病理性骨折

库欣综合征

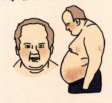

考点二 原发性醛固酮增多症

主要表现 → 高血压、低血钾

饮食指导 → 高蛋白、高热量、高钾、低钠饮食

考点三 儿茶酚胺症

好发人群 → 20 ～ 50 岁男性

主要表现 → 高血压，基础代谢增高（高血糖、低血钾）

第四十四章 骨科病人的一般护理

考点一 牵引术

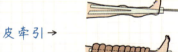

皮牵引 →

①优点 → 操作简便、无创，易于接受

②缺点 → 承受力小（＜ 4 ～ 5kg），时间短（2 ～ 4 周）

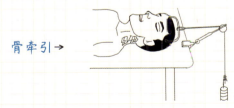

骨牵引 →

①优点 → 力量大，对皮肤无刺激，可较长时间牵引

②缺点 → 切开皮肤，骨钻打眼，可致骨感染

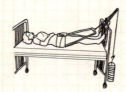 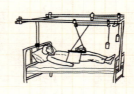

兜带牵引→①枕颌带→颈椎骨折或脱位、颈椎病（3～10kg）

②骨盆带→腰椎间盘突出症（10kg）

③骨盆悬吊→骨盆骨折

考点二　牵引的护理

对抗牵引→下肢牵引床脚抬高15～30cm，颅骨牵引抬高床头

防止感染→防止牵引针左右滑动，针孔处滴75%酒精，每天2次

防止过度→每日测量肢体长度，两侧对比

防足下垂→保持功能位，棉被要有护架

有效牵引→牵引绳是否脱轨，滑轮是否灵活，牵引锤不可拖地

考点三　石膏绷带术护理

干固前→①搬运→手掌平托，切忌手指抓捏

②加速干固→提高室温、加强通风、灯泡烘烤

保持清洁→可用湿布擦拭，但不可浸湿石膏

观察患肢→①患肢抬高→利于静脉回流

②警惕石膏过紧→骨筋膜室综合征（严禁抬高）

防并发症→①压疮→包扎前，加好衬垫；包扎时可用手掌托扶

②化脓性皮炎→皮肤瘙痒用异物抓痒致感染

③骨筋膜室综合征→迅速减压（好发于前臂、小腿）

④石膏综合征→包扎时留有余地，上腹开窗

考点四　骨科病人的功能锻炼

早期（伤后1～2周）→肌肉舒缩锻炼

中期（伤后2周后）→患肢骨折的远近关节运动

晚期（伤后6～8周后）→重点关节为主的全身锻炼

 小贴士

如何区分综合征❓

1.骨筋膜室综合征→患肢疼痛、苍白、冰冷、发绀、麻木

2.石膏综合征→呼吸费力，进食困难，胸部发憋，腹部膨胀

第四十五章 骨与关节损伤病人的护理

考点一 骨折分类

程度及形态 → ①不完全骨折 → 青枝骨折、裂缝骨折
　　　　　　②完全骨折
稳定性 → ①稳定性骨折 → 不完全性骨折、横形骨折、嵌插骨折
　　　　②不稳定性骨折
时间 → ①新鲜骨折 → 2周内
　　　②陈旧骨折 → 超过2周

考点二 骨折专有体征

畸形、假关节活动（异常活动）、骨擦音或骨擦感

考点三 骨折并发症

时间	并发症
早期	休克、血管损伤、神经损伤、内脏损伤、骨筋膜室综合征、脂肪栓塞、感染
晚期	关节僵硬、骨化性肌炎、愈合障碍、畸形愈合、创伤性关节炎、缺血性骨坏死、缺血性肌挛缩

考点四 骨折愈合过程

血肿炎症机化期（纤维愈合期）→ 2周
原始骨痂形成期（临床愈合期）→ 12～24周
骨痂改造塑形期（骨性愈合期）→ 1～2年

考点五 骨折治疗原则

复位（首要）、固定、功能锻炼

考点六 常见四肢骨折

骨折	临床表现	治疗及护理
锁骨	患侧肩部下垂，健侧手托扶患侧肘部	1. 儿童青枝骨折及成人无移位骨折，可用三角巾悬吊3～6周 2. 有移位者，手法复位"8"字绷带固定
肱骨髁上	儿童多发，伸直型多见；肘后三角正常；缺血性肌挛缩、爪形手	1. 手法复位 2. 骨牵引 3. 手术复位内固定

小贴士
新鲜骨折和新鲜脱位时间界限皆为2周

小贴士
骨折和脱位的专有体征都是三个，区分记忆

三角巾悬吊

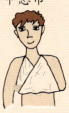

肱骨髁上骨折损伤肱动脉

骨折	临床表现	治疗及护理
桡骨远端伸直型（Colles）	典型表现为侧面观"餐叉样"畸形，正面观"枪刺样"畸形	1. 手法复位外固定 2. 手术复位内固定
股骨颈	1. 多见于中老年女性，易发生骨折不愈合和股骨头缺血坏死 2. 患肢屈曲、内收、缩短、外旋	1. 持续皮牵引：适用于无明显移位外展型或嵌入骨折 2. 手术治疗：术后可早期活动
股骨干	青壮年多见，出血多致休克。中下 1/3 骨折易引起血管神经损伤	皮牵引：3 岁以下 骨牵引：成人各类型
胫腓骨干	最多见的长骨骨折，可导致骨筋膜室综合征	若发生骨筋膜室综合征，立即切开减压，禁忌患肢抬高

考点七　关节脱位特征表现

畸形、弹性固定、关节盂空虚

考点八　常见关节脱位

脱位	临床表现	治疗及护理
肩关节	"方肩"畸形、杜加试验阳性	1. 复位：手牵足蹬法、牵引回旋法 2. 三角巾悬吊固定 3 周
肘关节	1. 肘后三角失常 2. Volkmann 前臂缺血性挛缩	1. 尽早手法复位 2. 三角巾悬吊 3 周
髋关节	1. 后脱位多见 2. 屈曲、内收、内旋、短缩畸形，臀部触及股骨头	1. 复位：提拉法 2. 患肢外展中立位皮牵引或穿丁字鞋 3. 4 周后扶拐下地，3 个月患肢不负重

考点九　脊柱骨折

常见部位→胸、腰椎骨折多见
合并截瘫→损伤脊髓平面感觉、运动、反射障碍
高位截瘫→出现呼吸困难，甚至呼吸停止
急救搬运→①三人平托，保持患者平直体位

"枪刺样"畸形

"餐叉样"畸形

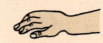

股骨颈骨折

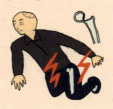

股骨干骨折

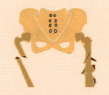

胫腓骨干双骨折

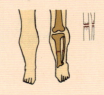

总结归纳

肘后三角关系：
1. 肱骨髁上骨折→正常
2. 肘关节脱位→失常

②严禁弯腰、扭腰

③颈椎骨折、脱位时另加一人牵引固定头部

考点十　脊髓损伤

损伤程度→①脊髓震荡→最轻

②脊髓断裂→最重

呼吸道并发症→①第 1、2 颈髓损伤→立即死亡

②第 3、4 颈髓损伤→影响膈神经中枢而死亡

考点十一　骨盆骨折

严重并发症→出血性休克

骨折体征→骨盆分离试验和挤压试验阳性

非手术治疗→①骨盆单处骨折，骨盆环完整→卧床 3～4 周

②骨盆环一处骨折→骨盆兜悬吊牵引

手术治疗→①骨盆环两处断裂骨折→骨外固定架固定术

②骨盆环多处骨折→钢板内固定术

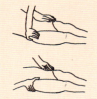
骨盆分离试验和挤压试验

考点十二　断肢再植

现场禁忌→严禁冲洗、浸泡、涂药，不做无菌处理

现场保存→断肢用塑料袋包裹好，放入有盖容器，周围加

冰块，保持在 4℃左右

尽快再植→力争 6 小时内进行再植手术

术后观察→血管危象易发生在术后 72 小时内

断肢的现场保存方法

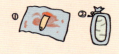

第四十六章　骨与关节感染病人的护理

考点一　急性血源性骨髓炎

好发人群→骨骼生长快的儿童

发病部位→胫骨、股骨、肱骨等长骨的干骺端

致病菌→溶血性金黄色葡萄球菌（最多见）

病理特点→①早期→骨质破坏、死骨形成

②晚期→新骨形成、骨性死腔

保守治疗→①广谱联合大剂量有效抗生素

②体温恢复正常后 3 周内不要停药

手术治疗→①指征→经全身抗生素治疗 48～72 小时无效者

②方法→钻孔＋开窗，应用抗生素液持续冲洗

引流

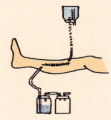
冲洗引流

考点二 化脓性关节炎

好发人群→儿童，尤其是体弱多病的小儿
发病部位→髋关节和膝关节
致病菌→金黄色葡萄球菌（最多见）
局部表现→①病变关节剧痛、红肿、功能障碍
　　　　　②膝关节→浮髌试验阳性
治疗原则→①表浅大关节→关节腔灌洗
　　　　　②深部大关节→切开引流＋术后置管灌洗

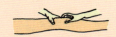
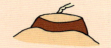

浮髌试验

考点三 常见骨关节结核

骨关节结核	内容
脊柱结核	1. 骨关节结核中发病率最高 2. 腰椎患病最常见，拾物试验阳性
髋关节结核	1. 儿童多见，单侧居多 2. 疼痛向膝部放射，患儿常有夜啼，并诉膝痛，易误诊 3. "4" 字试验、Thomas 征阳性
膝关节结核	骨关节结核中发病率的第二位，儿童及青少年多见，局部表现为 "鹤膝"

第四十七章 腰腿痛及颈肩痛病人的护理

考点一 腰椎间盘突出症

主要病因→腰椎间盘退行性变
好发部位→腰4～5、腰5～骶1
临床表现→①腰痛（最多见）→腹压增加可引起疼痛或加重疼痛
　　　　　②坐骨神经痛→疼痛从下腰部向臀、下肢、足背或足外侧放射，伴有麻木感
　　　　　③马尾神经受压→双侧大腿、小腿、足跟后侧及会阴部迟钝，大、小便功能障碍
重要体征→直腿抬高试验和加强试验阳性
辅助检查→CT、MRI 等
保守治疗→绝对卧硬板床3周，3个月内不做弯腰动作
防并发症→①术后病情允许→直腿抬高→预防神经根粘连
　　　　　②术后1周→腰肌和臀肌等长收缩→预防肌萎缩

 小贴士

卧床3周后，戴腰围下床

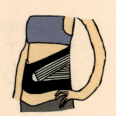

考点二 颈椎病

基本病因 → 颈椎间盘退行性变

临床表现 → ①神经根型（最常见）→ 颈肩疼痛，压头和臂丛牵拉试验阳性

②脊髓型 → 四肢无力，踩棉花样感觉

③椎动脉型 → 颈性眩晕，共济失调

④交感神经型 → 头痛、听力下降、视物模糊、面部麻木无汗、心律失常

治疗方法 → ①颌枕带牵引 → 脊髓型禁用

②颈托、围领

③推拿按摩 → 脊髓型禁用

④理疗药物

⑤高位硬脊膜外封闭

术后护理 → ①伤口出血 → 迅速拆除缝线，去除血肿

②呼吸困难 → 前路手术最严重的并发症

③颈部制动 → 颈围固定

 巧记

颈椎病分类一字记忆法

神经根型 → 痛

脊髓型 → 软

椎动脉型 → 晕

交感神经型 → 乱

颈部制动

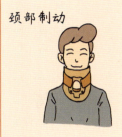

第四十八章 骨肿瘤病人的护理

考点 常见骨肿瘤

疾病	好发年龄	常见部位	X线
骨软骨瘤（良性）	青少年	长管状骨干骺端	长骨干骺端骨性突起
骨巨细胞瘤（临界瘤）	20～40岁	股骨下端、胫骨上端	骨端偏心性溶骨性破坏；骨皮质肥皂泡样改变
骨肉瘤（恶性）	10～20岁 青少年	长管状骨的干骺端（膝关节上、下骨端多见）	Codman三角 "日光射线"
尤文肉瘤	—	—	"葱皮样"改变

 巧记

1.软骨瘤 → 骨性突起

2.骨巨细胞瘤 → 肥皂泡

3.骨肉瘤 → 穿三角裤在沙滩上晒着日光浴吃烤肉

4.尤文肉瘤 → 葱皮炒鱿鱼

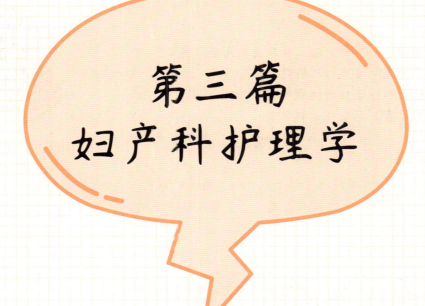

第三篇
妇产科护理学

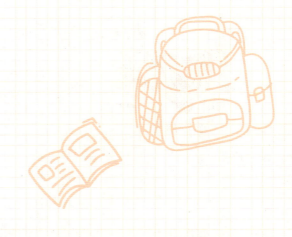

第一章 女性生殖系统解剖与生理

考点一 外生殖器的组成与功能

组成：

阴阜→耻骨联合前方隆起的脂肪垫

大阴唇→受伤时易形成血肿

小阴唇→极敏感

阴蒂→极敏感，有勃起性，为性反应器官

阴道前庭→前方为尿道外口，后方为阴道口、处女膜

考点二 内生殖器的组成与功能

组成：

阴道→性交器官，排出月经血和娩出胎儿的通道

子宫→产生月经和孕育胎儿的空腔器官

输卵管→精子和卵子相遇的场所

卵巢→性腺器官，产生卵子和激素

考点三 几种阴道上皮对比

宫颈管上皮	宫颈阴道部上皮	阴道部上皮
单层高柱状上皮	复层鳞状上皮	复层鳞状上皮

考点四 输卵管的常见考点

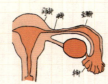

输卵管解剖结构图

- 异位妊娠破裂最常见的部位是→峡部
- 输卵管结扎最常见的部位是→峡部
- 精卵结合最常见的部位是→壶腹部
- 异位妊娠最常见的部位是→壶腹部
- 异位妊娠流产最常见的部位是→壶腹部

考点五 不同子宫韧带的功能

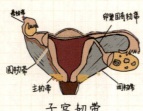

子宫韧带

子宫韧带的作用：

- 圆韧带→维持子宫前倾位
- 阔韧带→维持子宫正中位置
- 主韧带→固定子宫颈正常位置
- 宫骶韧带→间接保持子宫前倾位

小贴士

阴道后穹窿穿刺或引流，是诊断某些疾病（例如异位妊娠）的重要依据

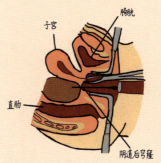

阴道后穹窿穿刺

巧记

前圆（圆韧带）中阔（阔韧带）主（主韧带）固颈，宫骶（宫骶韧带）也前倾

考点六 骨盆的组成

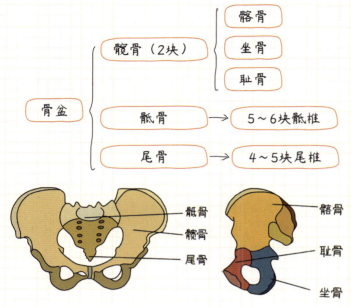

骨盆
- 髋骨（2块）
  - 髂骨
  - 坐骨
  - 耻骨
- 骶骨 → 5～6块骶椎
- 尾骨 → 4～5块尾椎

骶骨
髋骨
尾骨

髂骨
耻骨
坐骨

骨盆解剖结构

巧记

骨盆的组成怎么记？
211有款有地位

考点七 骨盆的平面与径线

骨盆平面	径线	均值
入口平面	入口前后径	11cm
	入口横径	13cm
	入口斜径	12.75cm
中骨盆平面	中骨盆前后径	11.5cm
	中骨盆横径	10cm
出口平面	出口前后径	11.5cm
	出口横径	9cm
	出口前矢状径	6cm
	出口后矢状径	8.5cm

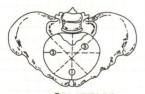

骨盆入口平面各径线
①前后径 11cm ②横径 13cm ③斜径 12.75cm

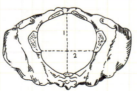

1.前后径 11.5cm；2.横径 10cm
中骨盆平面各径线

小贴士

骨盆大小之"最"
最大 → 入口
最小 → 中骨盆

若出口横径稍短，而出口后矢状径较长，两径线之和 >15cm 时，一般大小的胎头可利用后三角经阴道娩出

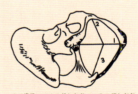

1.出口横径；2.出口前矢状径；3.出口后矢状径
骨盆出口平面各径线（斜面观）

考点八 妇女一生各阶段的生理特点

阶段	时间	特点
胎儿期	—	受精卵是父系和母系来源的 23 对染色体组成的新个体
新生儿期	出生～4 周	乳房肿大、假月经等特殊生理现象
儿童期（幼年期）	4 周～12 岁	卵巢内有少量卵泡发育，但不能发育成熟；乳房和内外生殖器开始发育
青春期	月经初潮～生殖器官发育成熟	乳房发育是女性第二性征的最初特征；月经初潮是青春期的重要标志
性成熟期（生育期）	18 岁开始，持续约 30 年	周期性排卵和行经
绝经过渡期	从开始出现绝经趋势至最后一次月经的时候	卵巢功能逐渐减退，月经不规律，生殖器官开始逐渐萎缩
绝经后期	—	卵巢进一步萎缩，内分泌功能消退，生殖器官萎缩
老年期	一般 60 岁以后	1.卵巢缩小、变硬、表面光滑，阴道黏膜光滑，阴道逐渐变小；子宫及宫颈萎缩 2.性激素减少，引起骨质疏松，易发生骨折

小贴士

青春期开始的重要标志→月经初潮
女性性功能成熟的重要标志→规律性月经
在妇女一生当中持续时间最长的时期→性成熟期

考点九 卵巢激素的生理功能

要点	雌激素	孕激素
子宫内膜	增生	分泌
乳房	促进乳腺管增生	促进乳腺腺泡发育
子宫平滑肌	增加对缩宫素敏感性	降低对缩宫素敏感性
宫颈黏液	增多、质稀薄、羊齿植物叶状结晶	减少、质稠、椭圆体结晶
阴道上皮	增生、角化	上皮细胞脱落
输卵管	增强蠕动	抑制蠕动
水钠代谢	水钠潴留	水钠排泄
其他	促进骨钙沉积，脂代谢	排卵后基础体温上升 0.3℃～0.5℃

巧记

辞官运炮
雌激素—促进乳腺管增生
孕激素—促进乳腺泡发育

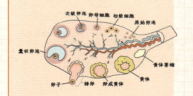

人类卵巢的生命周期

考点十 子宫内膜的周期性变化

分期	时间	特点
月经期	月经周期第1～4日	变性坏死的内膜与血液相混合而排出
增殖期	月经周期第5～14日	雌激素使子宫内膜不断增生
分泌期	月经周期第15～28日	雌激素和孕激素使子宫内膜在增生期的基础上，出现分泌期的变化

第二章 妊娠期妇女的护理

考点一 胎儿附属物的形成与功能

组成	结构与功能
胎盘	组成：羊膜、叶状绒毛膜、底蜕膜 形成时间：12周末形成 作用：气体交换、营养物质供应、排出胎儿代谢产物、防御功能、合成功能
胎膜	组成：羊膜、绒毛膜
脐带	妊娠足月胎儿的脐带长30～100cm，平均55cm
羊水	羊水来源：妊娠早期的羊水，主要由母体血清经胎膜进入羊膜腔的透析液；妊娠中期以后，胎儿尿液是羊水的重要来源 羊水的吸收：约50%由胎膜完成 羊水量：正常足月为800～1000ml 羊水过多：超过2000ml 羊水过少：妊娠晚期少于300ml

巧记

1.胎盘的组成
羊-羊膜
绒-叶状绒毛膜
底-底蜕膜

2.胎膜的组成
羊-羊膜
绒-平滑绒毛膜

羊绒打底的衣服真的很保暖

考点二 胎儿发育及生理特点

时间	生理特点
妊娠8周末	初具人形，头的大小约占整个胎体一半
妊娠12周末	外生殖器已发育，部分可分辨性别
妊娠16周末	部分孕妇自觉有胎动，X线检查可见到脊柱阴影
妊娠20周末	可听到胎心音，全身覆有胎脂并有毳毛，生后已有心跳、呼吸、排尿
妊娠24周末	各脏器均已发育，皮下脂肪开始沉积，但皮肤仍呈皱缩状，出现眉毛及睫毛

续表

时间	生理特点
妊娠28周末	皮下脂肪沉积不多，皮肤粉红色 有呼吸运动，但肺泡Ⅱ型细胞产生的表面活性物质含量较少 此期出生者易患特发性呼吸窘迫综合征
妊娠32周末	面部毳毛已脱落
妊娠36周末	皮下脂肪发育良好，毳毛明显减少，指（趾）甲已达指（趾）尖
妊娠40周末	体形外观丰满，皮肤粉红色 男性胎儿睾丸已降至阴囊内，女性胎儿大小阴唇发育良好 出生后哭声响亮，吸吮能力强，能很好存活

考点三 妊娠期母体的变化

部位	变化特点
子宫	子宫体：非孕时5ml，足月时5000ml（1000倍） 子宫峡部：非孕时1cm，临产时7～10cm
乳房	乳房增大，乳头增大变黑，乳晕着色，出现蒙氏结节
循环	易发生心力衰竭的3个时期：孕32～34周、分娩期（尤其是第二产程）、产后3天内
血液	妊娠生理性贫血
泌尿	夜尿>日尿，易患急性肾盂肾炎，以右侧多见
呼吸	妊娠后期胸式呼吸为主
内分泌	产后有出血性休克者，可使增大的垂体缺血、坏死，导致希恩综合征
其他	1.妊娠纹：腹壁皮肤出现紫色或淡红色不规则平行的裂纹 2.体重：妊娠13周前体重无明显变化，以后平均每周增加350g，正常不应超过500g，直至妊娠足月时体重平均增加12.5kg

巧记

胎儿发育及生理特点口诀

形性动音节，七呼活全满

形-2个月

性-3个月

动-4个月

音-5个月

节-6个月

呼-7个月

小贴士

心力衰竭三个时期其中分娩期是三个时期当中最容易发生心衰的时期

考点四 妊娠诊断

要点	诊断特点
早期妊娠诊断	1.停经是妊娠最早的症状 2.早孕反应：一般 12 周左右自然消失 3.妊娠 6～8 周双合诊检查子宫峡部极软，感觉宫颈与宫体之间似不相连，称黑加征
中晚期妊娠诊断	妊娠 18～20 周时开始自觉胎动，妊娠 28 周后，胎动次数每 2 小时 ≥ 10 次

小贴士

早期妊娠检查：
1.简单易行的检查方法—血或尿hCG
2.快速准确的检查方法—B超

考点五 不同妊娠周数子宫底高度及子宫长度

妊娠周数	妊娠月份	手测子宫底高度	尺测耻上子宫底高度
满 12 周	3 个月末	耻骨联合上 2～3 横指	—
满 16 周	4 个月末	脐耻之间	—
满 20 周	5 个月末	脐下 1 横指	18（15.3～21.4）cm
满 24 周	6 个月末	脐上 1 横指	24（22.0～25.1）cm
满 28 周	7 个月末	脐上 3 横指	26（22.4～29.0）cm
满 32 周	8 个月末	脐与剑突之间	29（25.3～32.0）cm
满 36 周	9 个月末	剑突下 2 横指	32（29.8～34.5）cm
满 40 周	10 个月末	脐与剑突之间或略高	33（30.0～35.3）cm

巧记

手测宫高

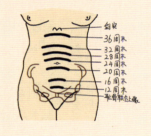

考点六 胎产式、胎先露、胎方位

概念		分类
胎产式	胎儿身体纵轴与母体身体纵轴之间的关系	纵产式 两轴平行
		横产式 两轴垂直
		斜产式 两轴交叉
胎先露	最先进入骨盆入口的胎儿部分	1.纵产式：头先露、臀先露 2.横产式：肩先露 3.头先露：枕先露、前囟先露、额先露、面先露 4.臀先露：混合臀先露、单臀先露、足先露
胎方位	胎儿先露部的指示点与母体骨盆的关系	指示点： 枕先露→枕骨 面先露→颏骨 臀先露→骶骨 肩先露→肩胛骨

小贴士

胎产式、胎先露、胎方位每年主要考察概念，所以必须牢记

在学习胎方位的过程中，指示点的识别特别重要，尤其是枕先露的指示点，枕骨最为重要！！！

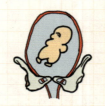
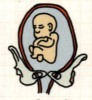
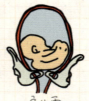

斜产式　　　臀先露　　　肩先露

胎产式、胎先露

小贴士

正常的胎位是**枕前位**
最常见的异常胎位是**臀先露**

考点七　产前检查

要点	内容
产前检查时间	首次产前检查时间从确诊早孕时开始 妊娠 28 周前：每 4 周检查 1 次 妊娠 28 周以后：每 2 周检查 1 次 妊娠 36 周以后：每周检查 1 次
推算预产期	按末次月经第 1 日算起，月份减 3 或加 9，日期加 7；如为阴历，月份仍减 3 或加 9，但日期加 15
骨盆内测量	1.骶耻内径（对角径）：正常值为 12.5～13cm 2.坐骨棘间径：10cm
骨盆外测量	1.髂棘间径：两侧髂前上棘外缘的距离，正常值为 23～26cm 2.髂嵴间径：两侧髂嵴外缘最宽的距离，正常值为 25～28cm 3.骶耻外径（骨盆外测量最重要径线）：腰骶部米氏菱形窝的上角至耻骨联合上缘中点的距离，正常值 18～20cm 4.坐骨结节间径（出口横径）：两侧坐骨结节内侧缘之间的距离，正常值 8.5～9.5cm，平均值 9cm 5.出口后矢状径：正常值为 9cm；出口横径与出口后矢状径之和大于 15cm 者，一般足月胎儿可以通过阴道后三角娩出

巧记

数轴方法学习产前检查

28周　　　36周

一月　　半月　　一周
一次　　一次　　一次

小贴士

骨盆内外测量当中，数值最大的是**髂嵴间径**

髂棘间径、髂嵴间径这两条径线读法相同，**数值范围相差2cm**

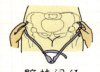
髂棘间径

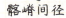
髂嵴间径

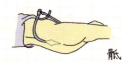
髂耻外径

骨盆测量

第三章 分娩期妇女的护理

考点一 分娩分期

分期	特点
早产	妊娠满 28 周~不满 37 周
足月产	妊娠满 37 周~不满 42 周
过期产	妊娠满 42 周及以上

考点二 影响分娩的因素

分娩因素	特点
产力	子宫收缩力：临产后的主要动力，具有节律性、对称性、极性、缩复作用
产道	1.包括骨产道和软产道 2.初产妇多是宫颈管先消失，宫颈口后扩张；经产妇多是宫颈管消失与宫颈口扩张同时进行
胎儿	1.双顶径：足月平均约 9.3cm 2.枕额径：平均值约 11.3cm，胎儿以此径线衔接 3.枕下前囟径：平均值约 9.5cm 4.枕颏径：平均值 13.3cm

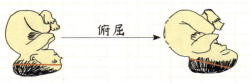
俯屈
（1）枕额径　　　（2）枕下前囟径
胎儿径线

归纳总结
18~20的范围考点
骶耻外径数值为
18~20cm
孕妇自觉胎动的时间是 18~20 周

小贴士

分娩分期几乎年年都考，要重点掌握！

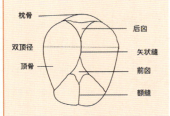

枕骨
后囟
双顶径
矢状缝
顶骨
前囟
额缝

胎儿颅骨

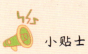
小贴士

如左图所示
（1）为枕额径
（2）为枕下前囟径
从（1）-（2）是指胎儿俯屈，径线变短，更加有利于胎儿分娩

考点三　枕先露的分娩机制

衔接
↓
下降
↓
俯屈
↓
内旋转
↓
仰伸
↓
复位及外旋转
↓
胎儿娩出

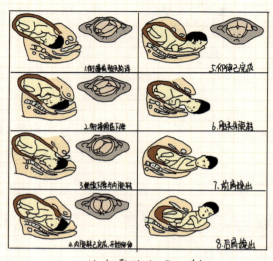

枕先露的分娩机制

巧记

分娩机制记忆方法

贤 → 衔接

将 → 下降

府 → 俯屈

内 → 内旋转

养 → 仰伸

父 → 复位

在

外 → 外旋转

考点四　先兆临产与临产诊断的对比

先兆临产（假临产）	不规律的子宫收缩	宫缩持续的时间短（＜30秒）且不恒定，间歇时间长且不规律，宫缩强度不进行性增加；给予强镇静药物可抑制宫缩
	胎儿下降感	临产前胎先露下降进入骨盆入口从而使宫底下降
	见红	可靠的分娩先兆
临产	规律且逐渐增强的子宫收缩，持续30秒或以上，间歇约5～6分钟，同时伴进行性宫颈管消失、宫口扩张以及胎先露部的下降	

考点五　产程分期

产程分期	护理特点
第一产程（宫颈扩张期）	潜伏期：初产妇≤20h，经产妇≤14h
第二产程（胎儿娩出期）	未实施硬膜外麻醉者，初产妇≤3小时，经产妇≤2小时 实施硬膜外麻醉者，初产妇≤4小时，经产妇≤3小时
第三产程（胎盘娩出期）	5～15min，一般不超过30min

 小贴士

★★

什么时候破膜？

宫口近开全时，即第一产程的活跃期

考点六 产程的护理

产程分期	护理特点
第一产程	血压：每4h测一次 预防尿潴留：2～4h排尿1次
第二产程	指导待产妇在宫缩时屏气用力，增加腹压，将胎儿娩出，是第二产程的首要护理目标 胎儿监护：每5～10min听胎心音一次 保护会阴：当胎头拨露使阴唇后联合紧张时，开始保护会阴
第三产程	胎盘娩出后，按摩子宫刺激其收缩以减少出血；切忌在胎盘尚未完全剥离之前，用手按揉、下压宫底或牵拉脐带 产房观察2h，早开奶

考点七 宫颈扩张分期

分期	定义	时间
潜伏期	出现规律宫缩至宫颈扩张6cm	初产妇不超过20h 经产妇不超过14h
潜伏期延长	—	初产妇＞20h 经产妇＞14h
活跃期	从宫颈扩张6cm至宫口开全10cm	宫口扩张速度≥0.5cm/h
活跃期延长	—	宫口扩张速度＜0.5cm/h

第四章 产褥期妇女的护理

考点一 产褥期妇女的生理调适

要点	特点
生殖系统	1. 子宫全部修复需6周 2. 产后10天，子宫降至骨盆腔内 3. 胎盘附着处子宫内膜修复需6周 4. 产后4周子宫颈完全恢复正常状态
内分泌系统	分娩后雌激素、孕激素水平急剧下降，至产后1周时已降至未孕时水平
乳房	初乳：产后7日内，因富含胡萝卜素，呈淡黄色、较稠，含有IgG和SIgA

巧记

产后子宫修复口诀：

产后一日底平脐
十日降至骨盆底
内膜修复需三周
胎盘附着666
不要忘记宫颈4
六周子宫也大吉

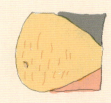

紫红色的妊娠纹

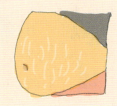

银白色的妊娠纹

要点	特点
腹壁	原有的紫红色妊娠纹变为白色，成为永久性的白色妊娠纹
血液及循环	产后72小时内，回心血量增加15%~25%，原有心脏病的产妇易发生心力衰竭

考点二　产褥期妇女的护理

要点	特点
产后宫缩痛	一般持续2~3日后会自行消失
恶露	1.血性恶露：含大量血液，产后3天左右 2.浆液恶露：含多量浆液，产后4~14天，持续10天左右 3.白色恶露：含大量白细胞，色泽软白，产后14日左右之后出现，持续3周干净
密切观察	产后2小时内易发生产后出血，严密观察宫缩及恶露情况
尿潴留	产后4~6小时应排尿
计划生育指导	1.产后42天之内禁止性交，产后6周到医院复查 2.哺乳者选择工具避孕，不哺乳者选择药物避孕

巧记

恶露三个阶段持续时间：
记忆方法"33"
三 → 血性恶露持续3天
十 → 浆液性恶露持续10天
三 → 白色恶露持续3周

小贴士

会阴伤口拆线的时间为产后3~5天

考点三　乳头皲裂、乳房肿胀、乳腺炎

要点	病因	护理
乳头皲裂	婴儿含接姿势不良	每次哺乳后，挤出数滴乳汁涂于皲裂的乳头、乳晕上，使乳头干燥，有利于伤口愈合
乳房肿胀	产后哺乳时间晚、婴儿含接姿势不良、未按需哺乳	可采用热敷、按摩、拍打等方法，精神放松，然后再用手或吸奶器将乳汁挤出，每次挤奶时间一般为20~30min
乳腺炎	乳汁淤积	喂奶时先喂患侧，因饥饿时婴儿吸吮力最强，有利于吸通乳腺管
平坦或凹陷乳头	—	用手刺激乳头、手动吸奶器或用空针筒抽吸乳头将乳头竖立起来，有利于婴儿含接

小贴士

1.乳头皲裂，乳房肿胀的共同原因是婴儿含接姿势不良

2.乳头皲裂可以先喂健侧乳房，再喂患侧，乳腺炎喂奶时先喂患侧

第五章 新生儿保健

要点	特点
呼吸	腹式呼吸为主
心血管	出生后数小时卵圆孔自动功能性关闭 出生3周后动脉导管永久关闭
肝脏	生理性黄疸一生后48～72h出现，病理性黄疸一生后24h内出现 凝血因子缺乏，出生后立即预防性注射维生素K_1，可防止出血问题
胃肠道	胃部呈水平状，贲门括约肌发育不良，常出现溢奶现象
体重	生理性体重下降：体重下降一般不超10%，7～10日体重逐渐恢复至出生时体重
神经	发育不完全，会出现原始反射动作，如拥抱反射，握持反射
内分泌	受母体激素的影响，女婴有时会出现假月经
免疫	通过胎盘从母体获得IgG，出生后6个月内对多种传染病具有免疫力如麻疹、风疹、白喉等

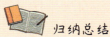

归纳总结

各种免疫球蛋白的总结：

IgA

初乳中含sIgA，能有效抵抗病原微生物的侵袭

IgE

1.外源性哮喘产生的抗体，与哮喘有关
2.过敏反应的介质

IgG

可通过胎盘，保护胎儿

IgM

1.一般与病毒感染有关
2.类风湿关节炎产生的抗体，也称为类风湿因子

第六章 高危妊娠妇女的护理

考点一 胎心率减速的类型

减速类型	表现	原因
早期减速	与子宫收缩几乎同时开始发生	宫缩时胎头受压，脑血流量一时性减少，不受体位或吸氧而改变
变异减速	宫缩开始后胎心率不一定减慢，减速与宫缩的关系不恒定	宫缩时脐带受压兴奋迷走神经所致 左侧卧位可减轻症状
晚期减速	宫缩开始后一段时间（一般在高峰后）出现胎心率减慢	子宫胎盘功能不良、胎儿缺氧

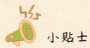

小贴士

在减速类型当中，晚期减速是考试当中考频最高的类型。主要考察两个方面

1.发生减速的原因
2.减速的临床表现

考点二 高危妊娠检查

1.胎儿神经管畸形检查→甲胎蛋白测定
2.胎盘功能检查→孕妇血、尿雌三醇测定

3. 胎儿成熟度检查→抽取羊水分析，常用的方法有羊水中卵磷脂/鞘磷脂比值（L/S），若 L/S ≥ 2，提示胎儿肺成熟

考点三 胎儿宫内窘迫

要点	具体内容
原因	缺血缺氧
临床表现	1. 胎心率异常、胎动异常及羊水胎粪污染或羊水过少，严重者胎动消失 2. 羊水胎粪污染程度：Ⅰ度为浅绿色；Ⅱ度为黄绿色并浑浊；Ⅲ度为棕黄色，稠厚
头皮血气	pH < 7.20

巧记
羊水污染的程度：
浅→轻（羊水轻度污染）
黄→中（羊水中度污染）
棕→重（羊水重度污染）

考点四 新生儿窒息的临床表现

程度	Apgar 评分	表现
轻度（青紫）窒息	4 ~ 7 分	面部与全身皮肤呈青紫色；呼吸表浅或不规律；心跳规则且有力，心率减慢（80 ~ 120 次/分）；对外界刺激有反应；喉反射存在；肌张力好；四肢稍屈
重度（苍白）窒息	0 ~ 3 分	皮肤苍白，口唇暗紫；无呼吸或仅有喘息样微弱呼吸；心跳不规则；心率 < 80 次/分且弱；对外界刺激无反应；喉反射消失；肌张力松弛

巧记
窒息程度的分数怎么记忆？
重3（0~3）
轻7（4~7）

考点五 新生儿 Apgar 评分

体征	0分	1分	2分
皮肤颜色	全身苍白	躯干红、四肢紫	全身粉红
心率（次/分）	0	< 100	≥ 100
呼吸	无	呼吸浅表，哭声弱	呼吸佳，哭声响
肌张力	松弛（伸展）	四肢稍屈曲	四肢屈曲，活动好
喉反射	无反应	有些动作，如皱眉	咳嗽、恶心

小贴士
注意！！！
全身皮肤苍白或者青紫，都是0分，如果是躯干红四肢紫那么是1分

考点六 ABCDE 程序复苏步骤

步骤	具体内容
A（清理呼吸道）	胎头娩出后用挤压法清除口鼻咽部黏液及羊水

小贴士
新生儿窒息、溺水的病人，抢救的第一步，都是清理呼吸道

步骤	具体内容
B（建立呼吸）	① 确认呼吸道通畅后对无呼吸或心率 < 100 次／分的新生儿应进行正压人工呼吸 ② 正压人工呼吸时呼吸频率：40 ～ 60 次／分
C（维持正常循环）	按压方法：拇指法、双指法 按压部位：胸骨下 1/3 部位 按压频率：90 次／分 按压深度：前后胸直径的 1/3 注意：胸外按压要伴有正压人工呼吸，但避免同时进行，按压与通气的比例为 3 : 1
D（药物治疗）	刺激心跳：肾上腺素 纠正酸中毒：5% 碳酸氢钠经脐静脉缓慢注入
E（评价）	贯穿于整个复苏过程，每 30 秒评价一次

第七章 妊娠期并发症妇女的护理

考点一 流产的分类

分类	症状			妇科检查	
	出血量	下腹痛	组织排出	宫颈口	子宫大小
先兆流产	少	无或轻	无	闭	与孕周数相符
难免流产	中→多	加剧	无	扩张	相符或略小
不全流产	少→多	减轻	部分排出	扩张或闭,可见胎盘组织堵塞宫颈口	小于孕周
完全流产	少→无	无	全部排出	闭	正常或略大
稽留流产	少	轻	滞留宫腔	闭	小于妊娠周数
复发性流产	自然流产连续发生 3 次或 3 次以上者				

考点二 妊娠高血压综合征的分期

分类	临床表现
妊娠期高血压	妊娠期首次出现 BP ≥ 140/90mmHg，并于产后 12 周内恢复正常；尿蛋白（-）；产后方可确诊

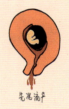
先兆流产

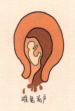
难免流产

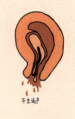
不全流产

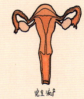
完全流产

稽留流产

续表

分类	临床表现
子痫前期	（1）轻度：妊娠20周后出现BP ≥ 140mmHg；尿蛋白 ≥ 0.3g/24h，或随机尿蛋白 ≥（+）；可伴有上腹不适、头痛、视物模糊等症状 （2）重度：BP ≥ 160/110mmHg，尿蛋白 ≥ 2.0g/24h 或随机尿蛋白 ≥（+++）；血清肌酐 >106μmol/L，血小板 < 100×10⁹/L；出现微血管溶血(LDH 升高)；血清 ALT 或 AST 升高；持续性头痛或其他脑神经或视觉障碍；持续性上腹不适等
子痫	子痫前期的基础上出现抽搐发作或伴昏迷

小贴士
妊娠高血压综合征里面的所有数值，都要求大家记忆，几乎每年都考！！！

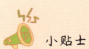

前置胎盘

完全性前置胎盘

边缘性前置胎盘

部分性前置胎盘

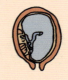
低置胎盘

考点三 妊娠高血压综合征的护理

病理	基本病变是全身小动脉痉挛
用药护理	硫酸镁（首选解痉药物） 1.用药方法 肌内注射、静脉滴注或推注 2.用量：每日维持用量 15 ~ 20g，滴注速度 1g/h 为宜，不超过 2g/h 3.毒性反应（表现）：首先表现为膝反射减弱或消失，随着血镁浓度的增加可出现全身肌张力减退及呼吸抑制，严重者心跳可突然停止 4.监测指标 ①用药前及用药过程中均应监测血压 ②膝腱反射必须存在 ③呼吸不少于 16 次 / 分 ④尿量每 24 小时不少于 600ml，或每小时不少于 25ml ⑤解毒方法：10% 葡萄糖酸钙 10ml 静脉推注
子痫护理	首先应保持呼吸道通畅，并立即给氧；取头低侧卧位

考点四 前置胎盘与胎盘早剥

要点	前置胎盘	胎盘早剥
临床表现	无诱因、无痛性反复阴道流血	持续腹部疼痛，子宫硬如板状
辅助检查	B超，禁做阴道检查及肛查	B超
治疗原则	抑制宫缩、纠正贫血和预防感染	纠正休克、及时终止妊娠

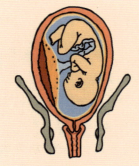
胎盘早剥

考点五 异位妊娠

病因 → 输卵管炎症（最主要原因）

辅助检查
  - 阴道后穹窿穿刺 → 简单可靠的诊断方法
  - 腹部及盆腔检查 → 有宫颈抬举痛或摇摆痛，是输卵管妊娠的主要体征之一

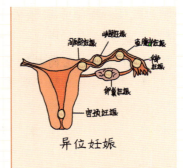

异位妊娠

第八章 妊娠期合并症妇女的护理

考点一 心功能分级

分级	特点	
Ⅰ级	一般体力活动不受限制	可以妊娠、经阴道分娩、母乳喂养
Ⅱ级	一般体力活动轻度受限制，休息时无自觉症状	
Ⅲ级	一般体力活动明显受限制，休息时无不适，轻微日常活动即感不适、心悸、呼吸困难或既往有心力衰竭史者	不宜妊娠，如果妊娠应早期终止，可选择剖宫产；不宜母乳喂养，及时回乳
Ⅳ级	不能进行任何体力活动，休息状态下即出现心力衰竭症状，体力活动后加重	

巧记

一不二轻三明显
四级不动也困难

考点二 妊娠合并病毒性肝炎

1. 阻断乙型肝炎的母婴传播：孕妇于妊娠 28 周起每 4 周肌内注射 1 次乙型肝炎免疫球蛋白（HBIG）200IU，至分娩

2. 妊娠合并重症肝炎者严禁肥皂水灌肠

3. 对不宜哺乳者，可服生麦芽冲剂或乳房外敷芒硝，不宜使用雌激素退乳

考点三 妊娠合并糖尿病

1. 在新生儿娩出 30 分钟后定时滴服 25% 葡萄糖液防止低血糖

2. 产褥期胰岛素用量应减少至分娩前的 1/3～1/2，并根据产后空腹血糖值调整用量

考点四 妊娠合并急性肾盂肾炎

1. 致病菌以大肠埃希菌最多见

2. 保持每日尿量在 2000ml 以上，达到对尿路冲洗和引流的作用

小贴士

1. 血糖正常值：
空腹：< 6.1 mmol/L
餐后2h：< 7.8 mmol/L

2. 糖尿病的诊断：
空腹血糖 ≥ 7.0 mmol/L
随机血糖 ≥ 11.1 mmol/L

考点五 妊娠合并缺铁性贫血

1. 铁剂的补充首选口服制剂
2. 补充铁剂的同时服维生素C及稀盐酸可促进铁的吸收
3. 指导饭后或餐中服用铁剂

第九章 异常分娩的护理

考点一 产力异常

分类	症状	治疗原则
协调性宫缩乏力	宫缩节律性、对称性和极性均正常，但收缩力弱，持续时间短，间歇期长且不规律	1.头盆不称、胎位异常或其他剖宫产指征者及时行剖宫产术 2.可经阴道分娩：加强子宫收缩，促使产妇尽快分娩
不协调性宫缩乏力	宫缩极性倒置，节律不协调，子宫中下段强于宫底部	给予适当的镇静剂，如哌替啶、吗啡，恢复协调性之前禁用缩宫素
协调性宫缩过强	子宫收缩的节律性、对称性和极性均正常，仅子宫收缩力过强、过频	1.有急产史，提前住院待产 2.强直性子宫收缩：及时给予宫缩抑制剂 3.子宫痉挛性狭窄环：先寻找原因，再及时给予纠正
不协调性宫缩过强	1.强直性子宫收缩：病理性缩复环 2.子宫痉挛性狭窄环：不随宫缩上升，阴道检查可触及狭窄环	

小贴士

破膜超过12小时，总产程超过24小时，肛查或阴道助产操作多者，应用抗生素预防感染

小贴士

急产：总产程不超过3小时

考点二 产道异常

1. 骨盆入口平面狭窄：表现为胎头衔接受阻，不能入盆，胎头骑跨在耻骨联合上方（即跨耻征阳性）
2. 中骨盆及骨盆出口平面狭窄：持续性枕横位或枕后位
3. 骨盆三个平面狭窄：多见于身材矮小、体形匀称的妇女

考点三 胎位、胎儿发育异常

1. 宫口尚未开全时，过早使用腹压，容易导致宫颈前唇水肿和产妇疲劳，影响产程进展
2. 胎儿臀位，妊娠30周以后胎位仍不正常者，则根据不同情况予以矫正。常用矫正方法有膝胸卧位、激光照射或艾灸至阴穴和外转胎位术

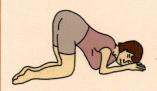

膝胸卧位

第十章 分娩期并发症妇女的护理

考点一 产后出血

1. 胎儿娩出后24小时内出血量≥500ml，剖宫产者≥1000ml。产后出血在我国居产妇死亡原因的首位

2. 产后出血原因及护理

	子宫收缩乏力	胎盘因素	软产道裂伤	凝血功能障碍
症状	胎盘娩出后阴道大量流血，色暗红	胎儿娩出后数分钟大量阴道流血，色暗红	胎儿娩出后立即有阴道流血，色鲜红，能自凝	胎儿娩出后持续性流血，不能自凝
检查	子宫软，轮廓不清	胎盘母体面有缺损或胎膜有缺损	宫颈有裂伤	有全身性出血倾向

巧记

关键词记忆法：
子宫收缩乏力→子宫软
胎盘因素→血色暗
软产道裂伤→颜色鲜红
凝血功能障碍→不能自凝

考点二 胎膜早破

1. 胎膜早破：临产前胎膜自然破裂

2. 一般于胎膜破裂后12小时即给抗生素预防感染发生；妊娠<35周时，给予地塞米松促胎肺成熟

3. 脐带先露或脐带脱垂→数分钟内结束分娩

考点三 羊水栓塞

1. 表现：呛咳、呼吸困难，迅速出现循环衰竭

2. 处理：原则上应在产妇呼吸循环功能得到明显改善，并已纠正凝血功能障碍后再处理分娩

3. 预防：人工破膜宜在宫缩的间歇期

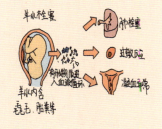

羊水栓塞

考点四 子宫破裂

分类	症状／体征	处理
先兆子宫破裂	下腹剧痛，拒按病理性缩复环	抑制子宫收缩，如乙醚全麻或肌注哌替啶，尽快行剖宫产
子宫破裂	下腹部撕裂样剧痛后腹部疼痛缓解，子宫收缩停止全腹压痛、反跳痛，可叩及移动性浊音，腹壁下可清楚扪及胎体	抢救休克的同时做好剖宫产术前准备

第十一章 产后并发症妇女的护理

考点一 产褥感染

1. 产妇生殖道内有大量的病原体，以厌氧菌占优势
2. 产褥感染常见的病原体：需氧性链球菌属、大肠埃希菌、葡萄球菌等
3. 急性子宫内膜炎、子宫肌炎：恶露量多、有臭味
4. 急性盆腔结缔组织炎、急性输卵管炎严重者侵及整个盆腔形成"冰冻骨盆"
5. 血栓性静脉炎：髂总静脉或股静脉栓塞时影响下肢静脉回流，出现下肢水肿、皮肤发白和疼痛（称股白肿）
6. 采取半卧位或抬高床头

考点二 晚期产后出血

1. 最主要的原因：胎盘、胎膜残留，多见于产后1~2周内
2. 胎盘、胎膜、蜕膜残留或胎盘附着部位复旧不全者，应行刮宫术。刮出物送病理检查，以明确诊断

考点三 泌尿系统感染

引起感染的病原体绝大部分为革兰阴性杆菌，以大肠埃希菌为多见

考点四 产后抑郁

一般在产后2周左右发病，至产后4~6周逐渐明显

第十二章 遗传咨询与产前诊断

考点 遗传咨询

X连锁隐性疾病：
1. 男性病人子代中，女性均为携带者而男性正常
2. 女性携带者为杂合子且配偶正常，男性子代再发风险为50%，女性不发病，但50%为携带者

第十三章 妇科护理病历

考点一 婚育史书写格式

足月产1次，无早产，流产1次，现存子女1人，可简写为1-0-1-1或用孕2产1（G_2P_1）表示

小贴士

2022年考试考察了产褥感染的常见病原体，大家要关注第一位原因（需氧性链球菌属），第二位原因（大肠埃希菌）

注意，如果是问生殖道内的最常见病原体→厌氧菌

小贴士

产后出血：分娩24小时之内

晚期产后出血：分娩24小时后，尤其是产后1~2周最为多见

考点二 盆腔检查

方法	检查目的
双合诊	检查者一手放入阴道，另一手在腹部配合检查
三合诊	经直肠、阴道、腹部联合检查称三合诊。即一手示指在阴道内，中指在直肠内，另一手在腹部配合
直肠-腹部诊	一手示指伸入直肠，另一手在腹部配合检查 适用于未婚、阴道闭锁或经期不宜做阴道检查者

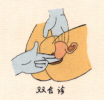
双合诊

三合诊

第十四章 女性生殖系统炎症病人的护理

考点一 阴道炎

分类	主要病因	白带特点	阴道灌洗液	局部/全身用药
滴虫性阴道炎	阴道毛滴虫	稀薄泡沫状	0.5%醋酸 1%乳酸	甲硝唑
外阴阴道假丝酵母菌病	假丝酵母菌	干酪样或豆渣样	2%～4%碳酸氢钠	制霉菌素
细菌性阴道病	阴道内菌群失调	鱼腥味	醋酸	甲硝唑
萎缩性阴道炎	雌激素水平下降	稀薄淡黄色	0.5%醋酸 1%乳酸	抗生素 雌激素

 小贴士

阴道炎几乎是每年必考的一个知识点，要重点关注白带特点以及阴道灌洗液

 小贴士

真菌性阴道炎要用碱性的灌洗液，其余的阴道炎都是用酸性的灌洗液

考点二 淋病

1. 淋病是由革兰阴性淋病奈瑟菌（简称淋菌）引起，发病率位于我国性传播疾病之首
2. 首选药物以第三代头孢菌素为主，性伴侣同时治疗
3. 分泌物淋菌培养是筛查淋病的金标准

考点三 梅毒

由苍白密螺旋体引起，首选青霉素，用药足量，疗程规则

考点四 尖锐湿疣

- 病原体：人乳头瘤病毒
- 主要传播途径：性交
- 治疗：三氯醋酸、5%氟尿嘧啶等；冷冻治疗、CO₂激光治疗

 巧记

淋病-山（3）林
第三代头孢菌素
取宫颈管分泌物涂片培养连续3次阴性方能确定为治愈

第十五章 月经失调病人的护理

考点 功能失调性子宫出血

要点	无排卵性功血	排卵性功血
好发人群	青春期、绝经过渡期妇女	生育年龄妇女
临床表现	月经周期紊乱，经期长短不一，出血量时多时少	1.黄体功能不足：月经周期缩短 2.子宫内膜不规则脱落：月经周期正常而经期延长，出血量多

第十六章 妊娠滋养细胞疾病病人的护理

考点 葡萄胎、侵蚀性葡萄胎、绒毛膜癌

要点	葡萄胎	侵蚀性葡萄胎	绒毛膜癌
性质	良性	恶性	高度恶性
病变程度	局限子宫内，不侵入肌层	侵入子宫肌层；最常见的转移部位是肺	侵犯子宫肌层和血管；最常见的转移部位依次为肺、阴道、脑及肝等
常见症状	停经后不规则的阴道流血	葡萄胎清宫术后不规则的阴道流血	产后、流产后，尤其是葡萄胎清宫术后的阴道流血为最主要的症状
检查	B超"落雪状"	镜下可见完好的绒毛结构	绒毛结构消失
病史	100%病人有停经史	继发于良性葡萄胎，一般发生在葡萄胎清除术后6个月以内	葡萄胎、流产或足月产后
治疗原则	一旦确诊；立即清宫	化疗为主，手术为辅	

第十七章 妇科恶性肿瘤化疗病人的护理

考点 常见化疗药物的不良反应

1.造血功能障碍（骨髓抑制）：最常见和最严重的一种不良反应

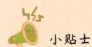

小贴士

除了绒毛膜癌、侵蚀性葡萄胎、白血病首选化疗，其余大部分癌症都首选手术

小贴士

骨髓抑制停药
白细胞 $< 3.0 \times 10^9$/L
中性粒细胞 $< 1.5 \times 10^9$/L
保护性隔离
白细胞 $< 1.0 \times 10^9$/L
中性粒细胞 $< 0.5 \times 10^9$/L

2. 食欲减退、恶心呕吐
3. 皮肤黏膜的损伤
4. 肝肾功能的损害
5. 其他：阿霉素、紫杉醇—心功能损伤，长春新碱—指（趾）端麻木

第十八章 妇科腹部手术病人的护理

考点一 术前准备

皮肤	腹部备皮范围：上起剑突下缘，下至两大腿上1/3，左右到腋中线，剃去阴毛
阴道	术前1日冲洗阴道2次，第2次冲洗后在子宫颈口及阴道穹窿部涂甲紫，为=术切除宫颈标记之用
胃肠道	手术前1日清洁肠道，可口服20%甘露醇250ml加生理盐水250ml导泻，术前8小时禁食，术前4小时严格禁水

考点二 子宫颈癌

特点	妇科最常见恶性肿瘤之一
病变部位	多发生在子宫颈外口原始鳞-柱交接部与生理性鳞-柱交接部所形成的移行带区
类型	外生型、内生型、溃疡型和颈管型
临床表现	早期表现为接触性出血，可见性交后或妇科检查后出血
辅助检查	宫颈刮片细胞学检查：普查 宫颈和宫颈管活组织检查：确定宫颈癌前病变和宫颈癌的最可靠方法

考点三 子宫肌瘤

特点	常因偶尔发现腹部有块状物而就诊
最常见类型	肌壁间肌瘤
临床表现	月经改变（最常见）→经量增多、经期延长 下腹部肿块
辅助检查	B超

考点四 子宫内膜癌

临床表现：绝经后不规则的阴道流血
辅助检查：分段诊断性刮宫，早期诊断最常用最可靠的方法

巧记

1. 阿紫妹妹伤心了
阿霉素、紫杉醇可造成心功能损伤

2. 周长
长春新碱-周围神经炎

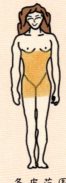

备皮范围

小贴士

妇科腹部术后体位
1. 全麻：去枕平卧位，头偏向一侧
2. 硬膜外麻醉：平卧4~6h
3. 腰麻：去枕平卧4~6h

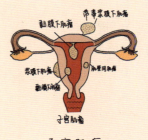

子宫肌瘤

考点五 卵巢肿瘤

卵巢恶性肿瘤<u>死亡率为妇科恶性肿瘤之首位</u>

考点六 子宫内膜异位症

最常见的被侵犯部位：<u>卵巢</u>

典型症状：<u>继发性渐进性痛经</u>

诊断的最佳方法：<u>腹腔镜检查</u>

第十九章 外阴、阴道手术病人的护理

考点 子宫脱垂

分度		特点
Ⅰ度	轻型：子宫颈外口距处女膜缘 < 4cm，<u>未达处女膜缘</u>	
	重型：子宫颈已达处女膜缘，阴道口可见子宫颈	
Ⅱ度	轻型：<u>子宫颈脱出阴道口，子宫体仍在阴道内</u>	
	重型：<u>部分子宫体脱出阴道口</u>	
Ⅲ度	<u>子宫颈及子宫体全部脱出阴道口外</u>	

第二十章 计划生育妇女的护理

考点一 宫内节育器放置时间

月经干净后 3 ~ 7 日

产后 42 天或剖宫产术后半年

人工流产术后（出血少、宫腔长度小于 10cm 者）

哺乳期排除早孕者

考点二 终止妊娠方法

早期终止妊娠方法	人工流产	人工流产负压吸引术：适用于孕 10 周以内
		人工流产钳刮术：适用于孕 10 ~ 14 周
	药物流产	适用于孕 7 周内 常用米非司酮
中晚期终止妊娠方法	引产术	适用于孕 ≥ 14 周至 < 28 周 依沙吖啶（利凡诺）或水囊引产

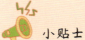

小贴士

全子宫切除术后 7 ~ 8 日，阴道可有<u>少量粉红色分泌物</u>，是阴道残端肠线溶化所致的正常现象，不需处理

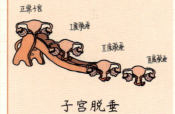

子宫脱垂

巧记

宫内节育器放置方法简单记忆为"036"

0 → 人工流产术后，哺乳期

3 → 月经干净后 3 ~ 7 天

6 → 剖宫产后半年

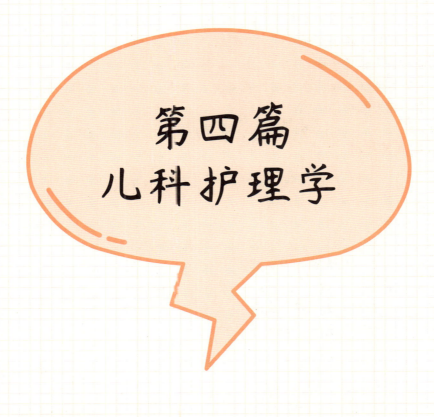

第四篇
儿科护理学

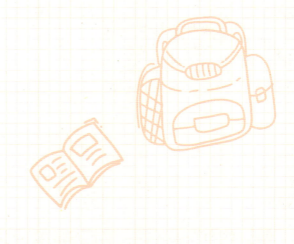

第一章 生长发育

考点一 小儿年龄分期

分期	内容
胎儿期	从受精卵形成到胎儿娩出
新生儿期	从出生后脐带结扎到生后28天 围生期（胎龄28周至生后足7天）
婴儿期	出生后到满1周岁之前
幼儿期	满1周岁到3周岁之前
学龄前期	从3周岁到入小学前（6～7岁）
学龄期	自入小学起（6～7岁）到进入青春期前
青春期	从第二性征出现到生殖功能基本发育成熟，身高停止增长的时期

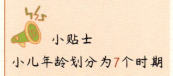

小贴士

小儿年龄划分为7个时期

考点二 生长发育的规律

规律	内容
连续性和阶段性	第一个高峰：婴儿期 第二个高峰：青春期
各系统器官发育的不平衡性	神经系统发育较早，生殖系统发育较晚，淋巴系统先快而后回缩
顺序性	由上到下、由近到远、由粗到细、由低级到高级、由简单到复杂
个体差异	受遗传、营养、环境等影响

考点三 小儿体格生长及评价

指标	内容
体重	3～12月龄：体重（kg）=[年龄（月）+9]/2 1～6岁：体重（kg）=年龄（岁）×2+8 7～12岁：体重（kg）=[年龄（岁）×7-5]/2
身长	出生：身长（cm）=50 12月龄：身长（cm）=75 2～6岁：身长（cm）=年龄（岁）×7+75 7～10岁：身长（cm）=年龄（岁）×6+80
头围	出生：34～35cm 1岁：45～47cm 2岁：47～49cm
囟门	前囟一般12～18个月闭合，最迟2岁闭合，后囟最迟生后6～8周闭合

小贴士

体重（营养状况）：
出生：3.25kg
3个月：2倍（6kg）
1岁：3倍（10kg）
2岁：4倍（12～13kg）

身长（骨骼发育）：
出生：50cm
1岁：75cm
2岁：87cm

指标	内容
牙齿	4～10月开始萌出，最晚3岁出齐 13个月尚未出牙视为乳牙萌出延迟 2岁内乳牙数目≈月龄－（4～6）

小贴士

1岁：胸围≈头围
2岁前：胸围≈腹围

考点四 运动功能的发育

平衡和大运动	内容
抬头	3个月时抬头较稳
坐	6个月时能双手向前撑住独坐
匍匐、爬	8～9个月时可用上肢向前爬
站、走、跳	11个月时能独站片刻 15个月时可独自走稳 2岁时能并足跳

巧记

三抬四翻六会坐
七滚八爬周会走

考点五 语言的发育

阶段	月龄	特点
发音	1～2个月	开始发喉音
	2～3个月	发"啊""咿""呜"等元音
	7～8个月	发"爸爸""妈妈"等复音
	8～9个月	模仿成人口唇动作练习发音
理解	9个月	能听懂简单的词意，如"再见"
	10个月	有意识地叫"爸爸""妈妈"
表达	1岁	开始说单词

第二章 小儿保健

考点一 人工获得的免疫方式

免疫方式	内容
主动免疫	给易感者接种特异性抗原，刺激机体产生特异性抗体，从而产生免疫力。如接种疫苗、接触传染源后获得免疫力
被动免疫	未接受主动免疫的易感者在接触传染病后，被给予相应抗体，而立即获得免疫力。如接种TAT

小贴士

抗原："坏东西"
抗体："好东西"

 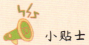

考点二 计划免疫

疫苗	接种时间	次数	接种部位	途径
乙肝疫苗	0、1、6月龄	3	上臂三角肌	肌内
卡介苗	出生时	1	上臂三角肌中部略下处	皮内
脊灰灭活疫苗	2、3月龄	2	上臂三角肌	肌内
脊灰减毒活疫苗	4月龄、4岁	2	—	口服
百白破疫苗	3、4、5月龄，18月龄	4	上臂外侧三角肌	肌内
麻疹疫苗	8月龄	1	上臂外侧三角肌下缘附着处	皮下
乙脑减毒活疫苗	8月龄、2岁	2		

 巧记

出生乙肝卡介苗
二月脊灰炎正好
三四五月百白破
八月麻疹和乙脑

第三章 小儿营养与喂养

考点一 能量

能量需求	内容
基础代谢	婴幼儿期占总能量的 50% ~ 60%
食物的热作用	蛋白质的热力作用最高（30%）
活动消耗	—
生长所需	小儿时期的特殊需要
排泄消耗	不超过总能量的 10%
总计	小于 6 月龄婴儿：平均需要量为 90kcal/（kg·d） 7 ~ 12 月龄：平均需要量为 80kcal/（kg·d）

考点二 辅食添加方式

　　循序渐进，适应一种食物后再增加一种，从少到多，从稀到稠，从细到粗，逐步过渡到固体食物

考点三 辅食添加顺序

月龄	食物形状	引入的食物
4 ~ 6	泥状	含铁配方米粉、配方奶、蛋黄、菜泥、水果泥
7 ~ 9	末状	粥、烂面、烤馒头片、鱼、全蛋、肝泥、肉末
10 ~ 12	碎食物	厚粥、软饭、面条、馒头、碎肉、豆制品

 小贴士

婴儿6月龄后，单纯母乳不能满足其生长发育需要，应添加辅食

 巧记

辅食添加："汁泥末碎"

第四章 小儿心理、用药护理及护理技术

考点 光照疗法

要点		内容
准备	光疗箱	波长 450nm 蓝光
	患儿	入箱前行皮肤清洁，禁忌在皮肤上涂粉或油类，全身裸露，双眼佩戴遮光眼罩，用长条尿布遮盖会阴部
操作		灯管距离患儿 30 ~ 50cm 每 2 小时测生命体征一次
注意事项		体温维持在 36.5℃ ~ 37.2℃，如高于 37.8℃ 或低于 35℃，应暂停光疗

第五章 新生儿和患病新生儿的护理

考点一 新生儿的分类

1. 根据胎龄分类

> 足月儿：37周 ≤ 胎龄 < 42周
> 早产儿：28周 ≤ 胎龄 < 37周
> 过期产儿：胎龄 ≥ 42周

2. 根据出生体重分类

> 正常出生体重儿：2500 ~ 4000g
> 低出生体重儿：< 2500g
> 极低出生体重儿：< 1500g
> 超低出生体重儿：< 1000g
> 巨大儿：> 4000g

小贴士

超低比极低还要低

考点二 新生儿的特点

项目	特点
体温	新生儿产热主要靠棕色脂肪的代谢
呼吸系统	呼吸浅快，约 40 次/分，呈腹式呼吸
循环系统	心率波动较大，90 ~ 160 次/分
消化系统	胃呈水平位，贲门括约肌发育较差，幽门括约肌发育较好，易发生溢乳和呕吐
免疫系统	通过胎盘从母体中获得 IgG

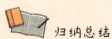

归纳总结

免疫球蛋白

分泌型IgA：母乳中含有，缺乏易引起呼吸道、消化道感染

IgE：与过敏有关，如过敏性哮喘

IgG：唯一能通过胎盘获得，不易患传染性疾病

IgM：抗G⁻杆菌主要抗体

考点三 新生儿常见的特殊生理现象

生理性体重下降：不超过10%，生后10天左右恢复

生理性黄疸：足月儿生后2～3天出现，4～5天最重，2周内消退

生理性乳腺肿大：多于2～3周消退

假月经：生后5～7天可见，可持续1周（雌激素）

口腔内改变："板牙"或"马牙""螳螂嘴"

粟粒疹：生后3周内出现

考点四 足月儿与早产儿的外观特点

外观	足月儿	早产儿
哭声	响亮	轻弱
肌张力	四肢肌张力高，屈曲姿态	四肢肌张力低下，伸直状
皮肤	红润	红嫩
胎毛	少	多
指甲	长到或长过指端	未达指端
足纹	多而交错	少，足跟光滑
生殖器	男婴睾丸已降入阴囊、女婴大阴唇完全遮盖小阴唇	男婴睾丸未降或未全降，女婴大阴唇不能盖住小阴唇

考点五 新生儿窒息复苏步骤

	复苏步骤	内容
A	保持呼吸道通畅	仰卧，颈部伸仰；迅速清除口、鼻、咽及气道分泌物
B	建立呼吸	通气频率40～60次/分
C	建立有效循环	方法：双指法或环抱法 部位：胸骨体下1/3 频率：90次/分 深度：胸廓前后径的1/3 胸外按压与正压通气比为3：1
D	药物治疗	建立静脉通路，首选脐静脉
E	评价	30秒重新评估心率

考点六 新生儿缺氧缺血性脑病的治疗原则

控制惊厥：首选苯巴比妥，负荷量为20mg/kg，静脉滴注；肝功能不全者改用苯妥英钠

治疗脑水肿：呋塞米（速尿）静脉推注，严重者可用20%甘露醇

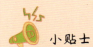
小贴士

1.生理性体重下降："双十"

2.新生儿的特殊生理现象：精神可、食欲佳不需要处理

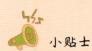
小贴士

Apgar评分

8～10分：正常

4～7分：轻度窒息

0～3分：重度窒息

小贴士

新生儿缺氧缺血性脑病、新生儿颅内出血控制惊厥均首选苯巴比妥

考点七 新生儿黄疸

要点	生理性黄疸		病理性黄疸	
	足月	早产	足月	早产
出现时间	生后 2～3天	生后 3～5天	24h内	
消退时间	2周内	3～4周	>2周	>4周
血清胆红素 （μmol/L）	<221	<256.5	>205.2	>256.5

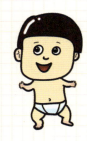
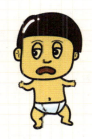

考点八 病理性黄疸常见疾病

分类	病因	内容
非感染性	新生儿溶血病	ABO血型和Rh血型不合引起者最多见 生后24小时内出现黄疸
	母乳性黄疸	母乳喂养后4～5天出现，2～3周高峰，1～3个月消退
	先天性胆道闭锁	粪便灰白色（陶土色），生后1～3周黄疸逐渐加重
感染性	新生儿肝炎	生后2～3周出现黄疸
	新生儿败血症	1周内出现黄疸

考点九 新生儿肺透明膜病

{ 病因：缺乏肺泡表面活性物质
{ 临床表现：出生时或生后2～6个小时内出现呼吸困难，呈进行性加重

考点十 新生儿感染性肺炎病因

{ 宫内感染：宫内吸入污染羊水、胎膜早破、母孕期感染
{ 出生时感染：分娩时吸入污染的产道分泌物、断脐不洁
{ 出生后感染：上呼吸道下行感染、血循环直接感染

小贴士

病理性黄疸知多少？

出现早
程度重
进展快
持续久
退而现

胆红素脑病（核黄疸）：
血清胆红素>342μmol/L

小贴士

ABO血型不合：母多为O型，子为A或B型
Rh血型不合：母Rh阴性，子Rh阳性

母血中含免疫抗体IgG，通过胎盘进入胎儿血循环引起溶血

小贴士

肺泡表面活性物质（PS）知多少？
由Ⅱ型肺泡上皮细胞分泌，在胎龄18～20周出现，35周后迅速增加

考点十一 新生儿寒冷损伤综合征

要点	内容
病因	寒冷、早产、低体重、感染、窒息
临床表现	硬肿发生顺序：小腿－大腿外侧－下肢－臀部－面颊－上肢－全身 硬肿分度（硬肿发生的范围）：轻度＜20%、中度20%～50%、重度＞50%
治疗原则	复温：循序渐进，逐步复温 ①肛温＞30℃，腋－肛温差为正值的轻、中度患儿，放入30℃暖箱，6～12h恢复正常体温 ②肛温＜30℃，腋－肛温差为负值的重度患儿，放入比肛温高1℃～2℃暖箱，每小时升高1.0℃～1.5℃，12～24h恢复正常体温

考点十二 新生儿破伤风

　病因：破伤风梭状芽孢杆菌侵入脐部（断脐不洁）
　临床表现：咀嚼肌最先受累（张口及吸吮困难）

第六章 营养性疾病患儿的护理

考点一 营养不良

要点	内容
临床表现	早期：体重不增 皮下脂肪消耗顺序：腹部－躯干－臀部－四肢－面部
辅助检查	最突出表现：血清白蛋白浓度降低 胰岛素样生长因子1（IGF-1）水平下降，被认为是诊断营养不良的较好指标

考点二 不同程度营养不良的特点

要点	Ⅰ度（轻）	Ⅱ度（中）	Ⅲ度（重）
实际体重为理想体重的百分比	80%～89%	70%～79%	＜70%
腹部皮下脂肪厚度	0.4～0.8cm	＜0.4cm	消失

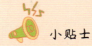

小贴士

新生儿破伤风、新生儿败血症均通过脐部感染

小贴士

儿童单纯性肥胖知多少？
体重超过均值20%以上者即为肥胖
轻度肥胖：超过20%～29%
中度肥胖：超过30%～49%
重度肥胖：超过50%

考点三 维生素D缺乏性佝偻病临床表现

分期	临床表现
初期	3个月左右起病，表现为神经、精神症状：易激惹、烦躁、睡眠不安、夜间啼哭；枕秃
激期	骨骼改变和运动功能及智力发育迟缓 1.头部：颅骨软化（3～6个月）；方颅或鞍形颅（7～8个月） 2.胸部：1岁左右胸廓畸形（鸡胸或漏斗胸、郝氏沟、肋骨串珠以7～10肋最明显） 3.四肢：手镯或脚镯（6个月以上）、"O"形腿或"X"形腿（开始行走后），久坐者可见脊柱后突或侧弯
恢复期	肌张力恢复，X线检查骨骼异常明显改善
后遗症期	2岁后小儿多见，仅遗留不同程度骨骼畸形

考点四 维生素D缺乏性佝偻病活动期治疗

口服法：每日维生素D 2000～4000IU，4周后改预防量，每日400～800IU

注射法：一次肌内注射维生素D_3 15万～30万IU，1～3个月后口服预防量

考点五 维生素D缺乏性手足搐搦症

要点	内容
病因	血清离子钙降低（引起惊厥、喉痉挛、手足抽搐的直接原因）
治疗原则	急救（控制惊厥与喉痉挛）、钙剂、维生素D
护理措施	静脉注射钙剂时需缓慢推注（10分钟以上）或滴注，以免因血钙骤升发生呕吐甚至心搏骤停 防窒息：喉痉挛者立即将舌头拉出口外；视情况放置牙垫，避免舌咬伤

第七章 消化系统疾病患儿的护理

考点一 小儿腹泻分类

1.根据病程分类

急性腹泻：<2周

迁延性腹泻：2周～2个月

慢性腹泻：>2个月

小贴士

体内维生素D主要来源？

皮肤内7-脱氢胆固醇经紫外线照射生成

小贴士

维生素D缺乏性佝偻病患儿能否隔着玻璃晒太阳？

✗ 应直接接受阳光照射

小贴士

维生素D缺乏性手足搐搦症的特殊隐性体征？

面神经征

陶瑟征

腓反射

小贴士

轻型、重型小儿腹泻如何鉴别？

有无脱水和明显中毒症状

2.根据病情分类

轻型：无脱水及中毒症状

中型：轻、中度脱水或有轻度中毒症状

重型：重度脱水或有明显中毒症状

考点二　不同病因所致小儿腹泻的特点

类型	临床特点
轮状病毒肠炎	秋、冬季流行，6个月～2岁小儿多见，一般无明显中毒症状。黄色水样或蛋花汤样便，无腥臭味
大肠埃希菌肠炎	多发生在5～8月气温较高季节 ①致病性、产毒性：蛋花汤样或水样便，混有黏液 ②侵袭性：黏液脓血便，腥臭，较多黏液 ③出血性：黄色水样便→血水便，特殊臭味
生理性腹泻	6个月内婴儿多见，外观虚胖，常见湿疹，大便次数增多，精神可、食欲佳
急性坏死性小肠结肠炎	与C型产气荚膜梭状芽孢杆菌所产生的肠毒素有关 水样或黏液稀便→赤豆汤样血水便或红色果酱样便，特殊腥臭味

小贴士

轮状病毒肠炎又称秋季腹泻

考点三　肠套叠

好发人群：1岁内婴儿最多见

临床表现：腹痛、呕吐、黏液果酱样血便、右上腹触及腊肠样肿块

治疗原则：首选空气灌肠（病程48小时内）

考点四　脱水的分度

要点	轻度	中度	重度
精神	稍差	萎靡、烦躁	表情淡漠、昏睡或昏迷
眼泪	少	明显减少	无
前囟、眼窝	稍凹陷	明显凹陷	深凹陷
皮肤	干、弹性可	干、弹性差	干、弹性极差
尿量	稍减少	明显减少	极少或无
末梢血循环	正常	四肢稍凉	四肢厥冷
心率	正常	快	快、弱

小贴士

1.判断脱水分度最终以高程度为准

2.判断脱水程度看表现

3.判断脱水性质看血钠值

续表

要点	轻度	中度	重度
血压	正常	正常或稍快	血压下降
失水占体重比	< 5%	5% ～ 10%	> 10%

考点五 不同性质脱水

要点	低渗性	等渗性	高渗性
血钠（mmol/L）	< 130	130 ～ 150	> 150
口渴	不明显	明显	极明显

考点六 混合溶液

混合液	生理盐水	5% ～ 10%GS	1.4%NaHCO₃	张力
2∶1	2	—	1	等张
4∶3∶2	4	3	2	2/3
2∶3∶1	2	3	1	1/2
1∶1	1	1	—	1/2
1∶2	1	2	—	1/3
1∶4	1	4	—	1/5

小贴士

张力 =（盐＋碱）/（盐＋糖＋碱）

考点七 小儿液体疗法——补充累积损失量

要点	补充累积损失量
定量	轻度脱水：30 ～ 50ml/kg 中度脱水：50 ～ 100ml/kg 重度脱水：100 ～ 120ml/kg
定性	低渗性脱水：2/3 张 等渗性脱水：1/2 张 高渗性脱水：1/3 张
定速	8 ～ 12h 内补足，滴速 8 ～ 10ml/（kg·h）

小贴士

1.临床判断脱水性质困难，按等渗性脱水处理

2.重度脱水或有周围循环衰竭者应先静推或快速滴入2∶1等张含钠液20ml/kg，总量不超过300ml，于30～60分钟静脉输入

考点八 小儿液体疗法—补液总量

> 轻度脱水：90 ～ 120ml/kg
> 中度脱水：120 ～ 150ml/kg
> 重度脱水：150 ～ 180ml/kg

小贴士

第一天补液总量包括累积损失量、继续损失量和生理需要量

第八章 呼吸系统疾病患儿的护理

考点一 小儿呼吸系统解剖生理特点

呼吸系统	解剖特点
上呼吸道	包括鼻、咽、喉 咽鼓管较宽、短、直，呈水平位，故鼻咽炎易侵及中耳而致中耳炎
下呼吸道	包括气管及支气管、肺 右侧支气管粗短，由气管直接延伸，异物易进入右侧

考点二 急性上呼吸道感染的特殊类型

疱疹性咽峡炎病原体：柯萨奇A组病毒
咽-结合膜热病原体：腺病毒

考点三 急性感染性喉炎——喉梗阻分度

分度	临床表现	体征
Ⅰ度	活动后出现吸气性喉鸣和呼吸困难	呼吸音清晰，心率无改变
Ⅱ度	安静时有喉鸣和呼吸困难	可闻喉传导音或管状呼吸音，心率增快
Ⅲ度	上述症状＋烦躁不安、口唇发绀、惊恐状	呼吸音明显减弱，心音低钝，心率快
Ⅳ度	呈衰竭状态，昏迷或昏睡，面色苍白，无力呼吸	呼吸音几乎消失，仅有气管传导音，心音低钝，心律不齐

考点四 小儿肺炎分类

1. 根据病程分类

急性肺炎：＜1个月
迁延性肺炎：1～3个月
慢性肺炎：＞3个月

2. 根据病情分类

轻症肺炎：呼吸系统受累，无全身中毒症状
重症肺炎：累及其他系统，全身中毒症状重

小贴士

各年龄小儿呼吸频率
新生儿：40～45次/分
＜1岁：30～40次/分
1～3岁：25～30次/分
4～7岁：20～25次/分
8～14岁：18～20次/分

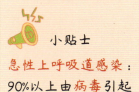

小贴士

急性上呼吸道感染：90%以上由病毒引起

巧记

Ⅰ度活动后
Ⅱ度安静时
Ⅲ度加烦躁
Ⅳ度渐昏迷

小贴士

支气管肺炎为小儿最常见肺炎

考点五 小儿肺炎合并心衰的表现

- 肝脏迅速增大
- 呼吸困难加重，呼吸加快（＞60次/分）
- 心率增快（婴儿＞180次/分，幼儿＞160次/分）
- 心音低钝或出现奔马律
- 烦躁不安，面色苍白或发绀

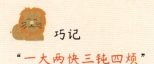

巧记

"一大两快三钝四烦"

考点六 不同病原体所致肺炎的特点

病原体	好发年龄	症状、体征
呼吸道合胞病毒	1岁以内多见	喘憋性肺炎：喘憋明显，肺部喘鸣，全身中毒症状明显
腺病毒	6个月～2岁	起病急、全身中毒症状明显；胸片改变较肺部体征出现早
肺炎支原体	学龄期	刺激性干咳，热程1～3周
金葡菌	新生儿、婴幼儿	中毒症状明显，肺部体征出现早，易并发脓胸、脓气胸

第九章 循环系统疾病患儿的护理

考点一 小儿循环系统解剖生理特点

- 心脏形成的关键期：胚胎发育2～8周
- 动脉导管解剖性关闭：多数生后3个月左右
- 新生儿心脏位置：较高并呈横位，心尖搏动在第4肋间锁骨中线外，心尖部分主要为右心室
- 血压特点：1岁内收缩压70～80mmHg，2岁以后小儿收缩压＝年龄×2＋80mmHg，舒张压＝收缩压×2/3

考点二 先天性心脏病分类

- 左向右分流（潜伏青紫型）：房缺、室缺、动脉导管未闭
- 右向左分流（青紫型）：法洛四联症、大动脉错位
- 无分流（无青紫型）：肺动脉口狭窄、主动脉缩窄

小贴士

各年龄小儿心率特点

新生儿：120～140次/分

1岁内：110～130次/分

2～3岁：100～120次/分

4～7岁：80～100次/分

8～14岁：70～90次/分

小贴士

小儿最常见的先心病：室缺

成人最常见的先心病：房缺

考点三 先天性心脏病——室间隔缺损

要点	内容
发病机制	当肺动脉高压显著，产生自右向左分流时，临床出现持久性青紫，称艾森门格综合征
临床表现	大型缺损常有生长发育迟缓，乏力、气短、呼吸急促、喂养困难，易患肺部感染 胸骨左缘第3～4肋间可闻及粗糙全收缩期杂音，P_2增强，伴肺动脉高压者P_2亢进
辅助检查	重度肺动脉高压时，肺门血管呈"残根"状，有"肺门舞蹈"征

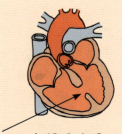

室间隔缺损

考点四 先天性心脏病——房间隔缺损

要点	内容
临床表现	胸骨左缘第2、3肋间可闻及收缩期喷射性杂音，P_2增强或亢进，并呈固定分裂
辅助检查	可见"肺门舞蹈"征，肺野充血，主动脉影缩小

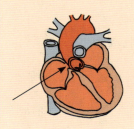

房间隔缺损

考点五 先天性心脏病——动脉导管未闭

要点	内容
临床表现	严重肺动脉高压时，产生差异性发绀 胸骨左缘第2肋间有响亮的连续性机器样杂音，P_2增强或亢进，周围血管征（脉压增大、水冲脉、甲床毛细血管搏动等）
治疗原则	药物（早产儿）：吲哚美辛、布洛芬 手术

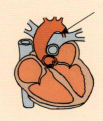

动脉导管未闭

考点六 先天性心脏病——法洛四联症

要点	内容
病理改变	肺动脉狭窄（最主要）、室间隔缺损、右心室肥厚、主动脉骑跨
临床表现	青紫（主要）、蹲踞现象、杵状指、缺氧发作，易并发脑血栓 胸骨左缘第2～4肋间有收缩期杂音，P_2减弱
辅助检查	X线：典型者心影呈靴形
治疗原则	缺氧发作：立即取膝胸卧位 外科治疗：轻症患儿手术年龄以5～9岁为宜

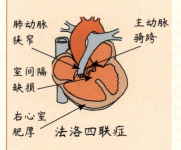

肺动脉狭窄　　主动脉骑跨
室间隔缺损
右心室肥厚　　法洛四联症

归纳总结

靴形心：法洛四联症
梨形心：二尖瓣狭窄
烧瓶心：心包积液
普大心：扩张型心肌病

要点	内容
护理措施	患儿发热、出汗、吐泻时，注意供给充足液体，必要时可静脉输液

第十章 血液系统疾病患儿的护理

考点一 小儿血液系统解剖生理特点

生理性贫血出现时间：生后2～3个月

淋巴细胞与中性粒细胞比例相等时间：4～6天和4～6岁

考点二 不同贫血的特点

类型	特点
缺铁性贫血	症状：异食癖 血象：红细胞小、染色浅、中央淡染区扩大
巨幼细胞贫血	症状：面色苍黄、表情呆滞、肢体震颤、牛肉舌 血象：红细胞大、中央淡染区不明显
G-6-PD 缺乏症	G-6-PD 缺乏症在服药、吃蚕豆、感染及接触樟脑丸等诱因下发生溶血
珠蛋白生成障碍性贫血	血象：红细胞大小不等、染色浅并有异形、靶形

考点三 出血性疾病

疾病	内容
特发性血小板减少性紫癜（原发免疫性血小板减少症）	小儿最常见的出血性疾病 机制：机体产生抗血小板抗体 治疗：首选肾上腺糖皮质激素
血友病	血友病A：缺因子Ⅷ 血友病B：缺因子Ⅸ

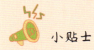

小贴士

贫血分度——Hb（g/L）

轻度：120～90

中度：90～60

重度：60～30

极重度：< 30

归纳总结

首选糖皮质激素的疾病：原发免疫性血小板减少症（特发性血小板减少性紫癜）、系统性红斑狼疮、原发性肾病综合征

第十一章 泌尿系统疾病患儿的护理

考点一 小儿尿量

年龄	正常尿量	少尿	无尿
新生儿	1～3ml/（kg·h）	<1ml/（kg·h）	<0.5ml/（kg·h）
婴儿	400～500ml/d	<200ml/d	<50ml/d
幼儿	500～600ml/d		
学龄前	3～5岁：600～700ml/d	<300ml/d	
学龄期	5～8岁：600～1000ml/d		
	8～14岁：800～1400ml/d	<400ml/d	

考点二 急性肾炎与原发性肾病综合症的鉴别

要点	急性肾炎	原发性肾病综合征
病因	A组β溶血性链球菌	与免疫损伤有关
临床表现	血尿、少尿、水肿、高血压	大量蛋白尿（最根本）、低白蛋白血症、高脂血症、水肿
辅助检查	尿蛋白（+）～（+++）ASO升高	尿蛋白（+++）～（++++）
治疗原则	对症治疗、加强护理	首选糖皮质激素

小贴士

大量蛋白尿发生的原因：肾小球毛细血管通透性增高

水肿形成的原因：血浆胶体渗透压降低

考点三 急性肾小球肾炎休息的护理

> 卧床休息：急性期起病2～3周内
> 下床轻微活动：水肿消退、血压正常、肉眼血尿消失
> 上学但避免体育活动：红细胞沉降率正常
> 恢复正常生活：Addis计数正常

巧记

急性肾小球肾炎休息的护理：

急性期间把床卧
症状消失可下床（也可恢复正常饮食）
沉下心来把学上
阿迪正常就正常

第十二章 内分泌系统疾病患儿的护理

考点 原发性生长激素缺乏症

要点	内容
病因	特发性下丘脑、垂体功能障碍（主要原因）
临床表现	生长障碍（1岁后呈现生长缓慢，身体各比例正常、体型匀称、手足较小），骨成熟延迟，青春发育期推迟，智力正常
治疗原则	GH替代治疗：基因重组人生长激素（r-hGH），治疗持续至骨骺愈合为止

第十三章 神经系统疾病患儿的护理

考点一 神经反射

神经反射	内容
出生时存在，终生不消失	角膜反射、瞳孔对光反射、结膜反射、吞咽反射
出生时存在，以后逐渐消失	迈步反射（2～3个月消失） 觅食、握持、拥抱反射（3～4个月消失） 颈肢反射（5～6个月消失） 吸吮反射（12个月消失）
出生时不存在，以后逐渐出现并终生存在	降落伞反射（9～10个月出现） 平衡反射（5～7个月出现）

巧记

出生时存在，终生不消失的反射：
"两膜一孔一吞咽"

考点二 各种脑脊液改变汇总

要点	病原体	脑脊液
病毒性脑膜炎、脑炎	肠道病毒，如柯萨奇病毒	压力正常或增高，外观清亮，白细胞数轻度增多，蛋白质轻度增高，糖和氯化物一般在正常范围
化脓性脑膜炎	脑膜炎双球菌（暴发型），流感嗜血杆菌或肺炎链球菌（亚急型）	压力升高，外观浑浊或呈脓性，白细胞数明显增多达 1000×10^6/L 以上，以中性粒细胞为主，蛋白升高，糖和氯化物下降
结核性脑膜炎	结核分枝杆菌	压力升高，外观透明或呈毛玻璃样，静置后可有蜘蛛网状薄膜形成，糖和氯化物同时降低，蛋白定量增加
吉兰-巴雷综合征	病因及发病机制不明	蛋白细胞分离现象（蛋白增高，细胞数正常），糖含量正常，细菌培养阴性

小贴士

化脓性脑膜炎病原体：
新生儿及出生2个月内的婴儿以革兰阴性细菌为主，如大肠埃希菌、副大肠埃希菌

第十四章 免疫性疾病患儿的护理

考点一 风湿热

要点	内容
病因	与A组乙型溶血性链球菌有关

要点	内容
临床表现	①心脏炎：最严重 ②关节炎：游走性和多发性；主要累及大关节（膝、踝、肩、肘、腕等），以疼痛和功能障碍为主，一般不畸形 ③舞蹈病：女童多见 ④皮下结节 ⑤环形红斑（最常见）、结节性或多形性红斑
辅助检查	红细胞沉降率（血沉）增快，C-反应蛋白和黏蛋白增高（风湿活动的重要指标）
护理措施	急性期无心脏炎者卧床休息1个月左右 心脏炎无心衰者需卧床休息至少2~3个月，至急性症状完全消失，血沉接近正常可下床活动 伴心衰者至少6个月后逐渐恢复正常活动

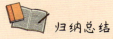

归纳总结

溶血性链球菌引起的疾病：急性蜂窝织炎、急性淋巴管（结）炎、扁桃体炎、咽炎、急性肾小球肾炎、风湿热、风心病、猩红热

考点二　过敏性紫癜临床表现

临床表现	内容
皮肤紫癜	首发症状
消化道症状	腹痛，伴恶心、呕吐或便血。此型临床称"腹型"
关节症状	关节肿痛。此型临床称"关节型"
肾脏症状	血尿、蛋白尿及管型，伴血压增高和水肿。此型临床称"肾型"
其他	可出现中枢神经系统病变 同时存在几种临床表现时称"混合型"

第十五章　遗传性疾病患儿的护理

考点　智力低下的疾病汇总

疾病	内容
先天性甲减	小儿最常见内分泌疾病 临床表现：特殊面容、生长发育落后、生理功能低下、智力低下 治疗：甲状腺素替代治疗
21-三体综合征	病因：21号染色体呈三体型 临床表现：智能低下、愚笨面容、身体发育迟缓 护理重点：培养生活自理能力
苯丙酮尿症	临床表现：智力低下，尿液和汗液有鼠尿味 治疗：低苯丙氨酸饮食

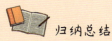

归纳总结

换个马甲看一看
生长激素缺乏症＝垂体性侏儒症
先天性甲减＝呆小病＝克汀病
21-三体综合征＝唐氏综合征
苯丙酮尿症＝鼠尿儿

第十六章 常见传染病患儿的护理

考点一 麻疹

要点	内容
病因	麻疹病毒
流行病学	患者是唯一传染源；呼吸道传播
临床表现	潜伏期：6～18天 前驱期：麻疹黏膜斑（旱期诊断） 出疹期：发热3～4天后出疹，淡红色充血性斑丘疹，疹间皮肤正常；出疹顺序为耳后、发际→面→颈→躯干→四肢及手心足底 恢复期：疹退后有麦麸样脱屑及浅褐色素斑
护理措施	出疹期不宜用药物或物理方法强行降温，尤其是酒精擦浴、冷敷
隔离	呼吸道隔离至出疹后5天，有并发症延至出疹后10天；接触者隔离观察21天

小贴士

麻疹具有传染性的时间段：出疹前5天至出疹后5天，有并发症延至出疹后10天

考点二 水痘

要点	内容
病因	水痘－带状疱疹病毒
流行病学	患者是唯一传染源；呼吸道传播为主
临床表现	潜伏期：2周左右 前驱期：全身不适、乏力 出疹期：发热第1天就可出疹，按斑疹、丘疹、疱疹、结痂顺序演变（同一部位可见不同性状的皮疹）；向心性分布（躯干多，四肢少） 自限性疾病，一般10天左右自愈
隔离	呼吸道隔离至疱疹全部结痂；接触者检疫21天

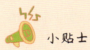

小贴士

水痘具有传染性的时间段：出疹前1～2天至疱疹全部结痂

水痘出疹期特点：
"四世同堂"
"向心性分布"

考点三 猩红热

要点	内容
病因	A组溶血性链球菌
流行病学	空气飞沫直接传播（主要）

要点	内容
临床表现	潜伏期：2～3天 前驱期：咽部红肿、扁桃体炎 出疹期：发热后第2天出疹；弥漫性充血的皮肤上出现针尖大小的丘疹，压之褪色，疹间无正常皮肤；帕氏线、口周苍白圈、杨梅舌 脱屑期：躯干呈糠皮样脱屑，手掌、足底大片状脱皮，呈"手套""袜套"状；无色素沉着
治疗	首选青霉素
隔离	呼吸道隔离至症状消失后1周，连续咽拭子培养3次阴性；有化脓性并发症者隔离至治愈为止；接触者医学观察7天

📙 **归纳总结**

麻疹：疹间皮肤正常
猩红热：疹间无正常皮肤

考点四 小儿出疹性疾病汇总

疾病	发热与出疹	特点
麻疹	发热3～4天疹出热盛	淡红色斑丘疹，疹间皮肤正常，色素沉着；麻疹黏膜斑
猩红热	发热第2天	弥漫性充血的皮肤上出现针尖大小的丘疹，压之褪色，疹间无正常皮肤，手足大片脱皮，无色素沉着；帕氏线、杨梅舌、口周苍白圈
水痘	发热第1天	"四世同堂""向心性分布"
幼儿急疹	高热3～5天热退疹出	红色斑丘疹，一天出齐，次日消退

📢 **小贴士**

流行性腮腺炎具有传染性的时间段：腮腺肿大前7天至肿大后2周内

考点五 流行性腮腺炎

要点	内容
病因	腮腺炎病毒
流行病学	主要经飞沫传播
临床表现	腮腺肿大：耳垂为中心，向前、后、下发展，使下颌角边缘轮廓模糊，同时伴疼痛，局部皮肤表面发热不红 并发症：脑膜脑炎、睾丸炎、卵巢炎、胰腺炎
辅助检查	唾液、尿液、脑脊液中可分离出腮腺炎病毒
隔离	呼吸道隔离至腮腺肿大完全消退后5天；接触者检疫21天

考点六 传染病隔离时间汇总

疾病	患者隔离时间	接触者
麻疹	出疹后5天，有并发症者延至出疹后10天	3周
水痘	疱疹全部结痂	3周
猩红热	症状消失后1周，连续咽拭子培养3次阴性	7天
百日咳	痉咳后3周	3周
流行性腮腺炎	腮腺肿大完全消退后5天	3周
中毒型菌痢	症状消失后1周或3次粪培养阴性	—

第十七章 结核病患儿的护理

考点一 结核菌素（PPD）试验结果观察

结果	标准	临床意义
阴性	无硬结或＜5mm（–）	①未感染 ②初染结核4～8周内 ③机体免疫反应受抑制
阳性	弱（＋）：5～9mm 中（＋＋）：10～19mm 强（＋＋＋）：≥20mm 极强（＋＋＋＋）：除硬结外，有水疱、坏死或淋巴管炎	①3岁以下，尤其1岁以下未接种卡介苗者，表示体内有新的结核病灶 ②强阳性：体内有活动性结核病 ③儿童无明显临床症状而呈阳性，表示受过结核感染，但不一定有活动病灶

考点二 肺结核胸部X线表现

急性粟粒型肺结核：大小一致、密度一致、分布均匀的粟粒状阴影，密布于两侧肺野

原发型肺结核：典型哑铃"双极影"，已少见

第十八章 寄生虫病患儿的护理

考点一 蛔虫病

1.传染源为蛔虫寄生者。经口吞入被虫卵污染的食品，或因手接触了虫卵污染的物品而带入口中是主要传播途径

小贴士

结核菌素（PPD）试验：通常取0.1ml，即含结核菌素5单位于左前臂掌侧中、下1/3交界处皮内注射，注射后48～72小时测量皮肤硬结的直径

小贴士

结核病检查知多少？

结核菌检查：确诊；是否具有传染性

血沉：判断病灶是否具有活动性及判断疗效

X线检查：诊断小儿肺结核主要方法

结核菌素试验：判断是否感染过结核菌

2. 最常见并发症：胆道蛔虫病
3. 首选驱虫药：甲苯达唑（安乐士）

考点二　蛲虫病

1. 肛门－手－口直接传播成为自身重复感染的主要途径
2. 最常见的症状：肛门瘙痒和睡眠不安
3. 观察驱虫效果：每天清晨用透明胶纸从肛门周围采取标本，检查虫卵，直至虫卵消失后再连查7天
4. 防止自身感染：睡觉时应穿睡裤、戴手套；内衣裤、被褥等需煮沸，或用开水浸泡后在日光下暴晒，连续10天

第十九章　急性中毒和常见急症患儿的护理

考点一　小儿惊厥

要点	内容	
病因	颅外感染：各种感染造成高热惊厥（最常见）	
临床表现	惊厥	突发意识丧失，眼球上翻，凝视或斜视，局部或全身肌群出现强直性或阵挛性抽动
	惊厥持续状态	惊厥持续超30分钟或2次发作间歇期意识不能恢复
	热性惊厥	多由上感引起
治疗原则	抗惊厥首选地西泮静注	
护理措施	防窒息：就地抢救，减少刺激；去枕平卧，头偏一侧；将舌轻轻向外牵拉 防受伤、防脑水肿、健康指导（惊厥预防及急救处理）	

小贴士
小儿惊厥抗惊厥首选地西泮静注

考点二　急性颅内压增高

要点	内容
降颅内压治疗	1. 高渗脱水剂：首选20%甘露醇，一般4～6小时给药一次 2. 重症或脑疝者可合并使用利尿剂：首选呋塞米

要点	内容
护理措施	1.防止颅内压增高：卧位时床头抬高30°侧卧位 2.使用甘露醇的注意事项 ①用药前检查药液，若有结晶可将制剂瓶放在热水中浸泡待结晶消失后再用，静脉滴入时最好用带过滤网的输液器 ②不能与其他药液混合静脉滴注 ③15～30分钟内快速滴注 ④推注时不能漏到血管外，一旦药物外漏，需尽快用25%～50%硫酸镁局部湿敷和抬高患肢

小贴士

心衰患儿输液速度如何拿捏？

输液时速度宜慢，一般每小时<5ml/kg

考点三 充血性心力衰竭的临床诊断指标

1.呼吸急促：婴儿>60次/分，幼儿>50次/分，儿童>30次/分

2.心动过速：婴儿>160次/分，幼儿>140次/分，儿童>120次/分，不能用发热或缺氧解释

3.心脏扩大：体检、胸片或超声心动图证实

4.烦躁、喂养困难、体重增加、尿少、水肿、多汗、发绀、呛咳、阵发性呼吸困难（2项以上）

5.肝大：婴幼儿肋下≥1cm，儿童>1cm；进行性肝大或伴触痛更有意义

6.肺水肿

7.奔马律

满足1～4项可考虑心力衰竭

巧记

"一大两快三钝四烦"

考点四 心肺复苏步骤

1.胸外心脏按压

（1）按压部位：儿童—单手或双手按压法，胸骨下半部；婴儿（单人）—双指按压法，乳头连线中点；婴儿（双人）—环抱法，胸骨下1/3处

（2）按压频率：100～120次/分

（3）按压深度：胸廓前后径的1/3

单人复苏婴儿和儿童胸外按压与人工呼吸比为30：2，双人复苏为15：2

2.开放气道

3.人工呼吸：频率为8～10次/分

考点五　心肺复苏的成功标志

1. 扪及颈、肱、股动脉跳动，测得血压 > 60mmHg
2. 听到心音，心律失常转为窦性心律
3. 瞳孔收缩（组织灌流量和氧供给量足够的最早指征）
4. 口唇、甲床颜色转红

第五篇
护理健康教育学

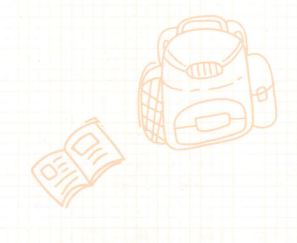

第一章 健康教育与健康促进

考点一 健康教育的概念

- 主要措施 → 传播健康信息
- 目标 → 改善健康相关行为
- 最终目的 → 预防疾病、促进健康、提高生活质量

考点二 健康教育的研究领域

分类	内容
按目标人群或场所分类	学校健康教育、职业人群健康教育、医院健康教育、社区健康教育
按教育目的或内容分类	防治疾病的健康教育、营养健康教育、环境保护健康教育、生殖健康教育

考点三 健康促进的领域

1. 制定促进健康的公共政策
2. 创造支持环境
3. 加强社区行动
4. 发展个人技能
5. 调整卫生服务方向

考点四 健康促进的基本策略

1. 倡导
2. 增强能力
3. 协调

第二章 人类行为与健康相关行为

考点一 行为的构成要素

组成
- 行为主体 → 人
- 行为客体 → 行为所指向的目标
- 行为环境 → 客观环境
- 行为手段 → 方式、方法及所应用的工具
- 行为结果 → 影响

考点二 人类行为的分类

分类
- 本能行为（生物性决定）→ 摄食行为、性行为、躲避行为、睡眠
- 社会行为（社会性决定）→ 后天学会的行为

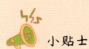

小贴士

健康教育与卫生宣教的主要区别：健康教育是通过传播健康信息，让教育对象的行为发生改变；而卫生宣教仅仅是传播信息

巧记

健康促进的基本策略：唱强调（倡、强、调）

小贴士

美国心理学家伍德渥斯（Woodworth）提出了行为表达式：S-O-R
S（stimulus）刺激
O（organism）有机体
R（reaction）行为反应

考点三 人类行为的特性

目的性 → 区别于动物行为的重要标志；开展健康教育的前提

可塑性 → 年龄越小，可塑性越大

差异性 → 因遗传、环境、学习经历的不同而有差异

考点四 人类行为的适应形式

反射 → 通过"反射弧"对外界刺激做出反应的方式

自我控制 → 对自己的部分行为进行控制

调适 → 一般发生在协调矛盾、解决冲突的过程中

顺应 → 不断接受新的经验、改变自己行为方式

应对 → 决定是否采取某种行为

应激 → 对紧张刺激的一种非特异性的适应性反应

小贴士

反射为人类的适应行为奠定了基础

考点五 人类行为的发展过程

阶段	年龄	特点
被动发展阶段	0～3岁	依靠遗传和本能而发展
主动发展阶段	3～12岁	爱深究、好攻击、易激惹、喜欢自我表现
自主发展阶段	12～13岁起→成年	通过综合认识调整行为
巩固发展阶段	成年后→终生	已基本定型，行为随变化不断调整、完善和充实

小贴士

人类行为的发展过程是必考点

考点六 影响行为的因素

遗传因素 → 由基因决定

环境因素 → 自然环境、社会环境；

学习因素 → ①无意模仿（获得日常生活行为）；②有意模仿（获得自己崇拜、羡慕的行为）；③强迫模仿（获得规定行为）

小贴士

1.无意模仿：小孩模仿父母用杯子喝水
2.有意模仿：演员的举止
3.强迫模仿：队列训练

三种模仿几乎每年都会考，考核不同模仿对应的例子，例如：队列训练属于哪一种模仿

考点七 促进健康行为的类型

1.日常健康行为 → 合理营养、充足睡眠、适量运动

2.避开有害环境行为 → 离开污染环境、积极应对紧张生活事件

3.戒除不良嗜好行为 → 戒烟、不酗酒、不滥用药物

4.预警行为 → 驾车时使用安全带、事故发生后的自救和他救

5.保健行为 → 定期体检、预防接种、患病后及时就医、遵医嘱

考点八 危害健康行为的类型

1.日常危害健康行为 → 吸烟、酗酒、缺乏锻炼

2. 致病性行为模式 → A型行为模式：冠心病
　　　　　　　　　　 C型行为模式：肿瘤
3. 不良疾病行为 → 瞒病、恐病、讳疾忌医、不遵医嘱
4. 违规行为 → 药物滥用、性乱

考点九　促进健康与危害健康的行为特点

促进健康行为 → 有利性、规律性、和谐性、一致性、适宜性
危害健康行为 → 危害性、明显和稳定性、习得性

考点十　知信行模式

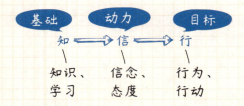

```
基础        动力        目标
 知    →     信    →     行
 ↓           ↓           ↓
知识、      信念、      行为、
学习        态度        行动
```

考点十一　健康信念模式

1. 认识到某种疾病或危险因素的严重性和易感性
2. 认识到采纳或戒除某种行为的困难及益处
3. 对自身采纳或戒除某种行为能力的自信（又称自我效能或效能期待）

第三章　健康传播的方法与技巧

考点一　传播的要素与影响传播效果的因素

传播的要素 → 传播者（传者）、受传者、信息与讯息、传播媒介（传播渠道）、传播效果
影响传播效果的因素 → 传播者、信息、传播途径、受者、环境

考点二　传播的分类

人际传播（亲身传播）→ 人与人之间面对面直接的信息交流
群体传播 → 组织以外的小群体（非组织群体）的传播活动
大众传播 → 通过大众传播媒介向社会人群传递信息的过程
组织传播 → 组织之间、组织内部成员之间的信息交流
自我传播（人内传播）→ 个体在头脑中进行信息处理

小贴士
促进健康行为和危害健康行为几乎每年必考，考核某种类型对应的实例

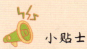
小贴士
1. 知信行模式：英文简称KABP或KAP
Knowledge（知识）
Attitude（态度）
Belief（信念）
Practice（实践）
2. 健康信念模式：英文简称HBM
Health Belief Model

小贴士
传播要素之一是传播媒介，影响传播效果的因素之一是传播途径，要注意区分

小贴士
人际传播 → 共享信息的最基本传播形式

考点三 提问技巧

问题类型	特点	目的
封闭式	问题较具体，用简短、确切的语言可答	收集简明的事实性资料
开放式	诱发对方说出自己的感觉、认识、态度和想法	了解对方真实的情况
探索式（探究式）	探索究竟、追究原因	对某一问题的深入了解
偏向式（诱导式）	问题中包含着提问者的观点	暗示对方做出提问者想要的答案
复合式	两种或两种以上类型问题结合在一起的问题	使回答者感到困惑，避免使用

小贴士

以举例来考查提问技巧

封闭式→喜欢吗？

开放式→喜欢什么样的人？

探索式→为什么喜欢他？

偏向式→你似乎很喜欢他？

考点四 非语言传播技巧

- 动态体语→如眼神、点头、手势
- 仪表形象→如仪表服饰、体态、姿势
- 同类语言→如语音、语调、节奏及鼻音、喉音
- 时空语→如时间、环境、设施和交往气氛

巧记

非语言传播技巧：

运动1小时，累了

（动、仪、时、类）

考点五 群体传播的特点

1. 小群体成员之间进行，双向性的直接传播
2. 群体意识越强，凝聚力就越强，越利于实现群体目标
3. 群体压力能让群体中产生从众行为
4. "舆论领袖"对人们的认知和行为改变具有引导作用

小贴士

"舆论领袖"→开展健康传播的切入点

考点六 小组谈论的步骤

明确讨论主题→组成小组→选择时间和地点→排列座位

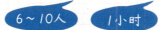

6～10人　　1小时　　圆圈式或马蹄形状

考点七 常用的健康传播途径

- 口头传播→如演讲、报告、座谈、咨询
- 文字传播→如报刊、杂志、书籍、传单
- 形象传播→如图片、标本、食物、模型
- 电子媒介传播→如电影、电视、厂播、录像、幻灯、投影

考点八 选择健康传播途径的原则

准确性原则、针对性原则、速度快原则、经济性原则

巧记

选择健康传播途径的原则：打针又快又准又便宜（针、快、准、经济）

考点九 信息的特点及受者的心理特点

信息的特点→符号通用、易懂；科学性；针对性；指导性
受者的心理特点→求真、求新、求短、求近

第四章 健康教育的步骤

考点一 健康教育诊断

1. 社会诊断→从分析广泛的社会问题入手，了解社会问题与健康问题的相关性，重点内容包括社会环境和生活质量
2. 流行病学诊断→确定目标人群的主要健康问题以及引起健康问题的行为因素和环境因素
3. 行为诊断→①区别引起疾病或健康问题行为与非行为因素
　　　　　　②区别重要行为与相对不重要行为
　　　　　　③区别高可变性行为与低可变性行为
4. 环境诊断→为确定干预的环境目标奠定基础
5. 教育诊断→主要分析倾向因素、促成因素、强化因素
6. 管理与政策诊断→组织评估和资源评估

考点二 区分高可变性行为与低可变性行为

类型	特点
高可变性行为	1. 正处在发展时期或刚刚形成的行为 2. 与文化或传统的生活方式关系不大的行为 3. 在其他计划中已有成功改变的实例的行为 4. 社会不赞成的行为
低可变性行为	1. 形成时间已久的行为 2. 深深植根于文化或传统生活方式的行为 3. 既往无成功改变实例的行为

考点三 教育诊断分析的因素

倾向因素→如知识、信念、态度和价值观
促成因素→如保健设施、医务人员、诊所、医疗费用、交通工具、个人保健技术、政策法规
强化因素→来自社会的支持、同伴的影响和领导、亲属及保健人员的劝告

巧记
受者的心理特点：
真新短近

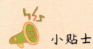
小贴士
健康教育诊断有六大诊断，历年考核最多的是前三个诊断，主要考核诊断的主要目的

小贴士
高可变性→易改变
低可变性→难改变

小贴士
倾向因素：虚的东西，一般指本人的信念、态度等
促成因素：实在的东西
强化因素：他人的看法、态度

考点四 健康教育评价的种类与内容

种类	评价的内容	评价的方法
形成评价	计划设计阶段、进行目标人群选择、策略确定、方法设计等	文献、档案、资料的回顾、专家咨询、专题小组讨论
过程评价	针对个体、组织、政策和环境的评价	查阅档案资料、目标人群调查、现场观察
效应评价	健康教育项目实施后所导致的相关行为及其影响因素的变化	—
结局评价	健康教育项目实施后所导致的健康状况及生活质量的变化	—
总结评价	形成评价、过程评价、效应评价和结局评价的综合	—

小贴士

效应评价的四方面内容：倾向因素、促成因素、强化因素、健康相关行为

考点五 影响评价的偏倚因素

1.时间因素（历史因素）→健康教育计划的执行和评价过程中发生的重大的、可能对目标人群产生影响的事件，如与健康相关的公共政策的颁布、重大生活条件的改变、自然灾害或社会灾害等

2.暗示效应→测量者或评价者的言谈、态度、行为等使目标人群受到暗示，并按照测量者的希望进行表现的现象

3.霍桑效应→人们在得知自己正在被研究和观察而表现出的行为异乎寻常的现象

4.回归因素→由于偶然因素，个别被测试对象的某特征水平过高或过低，但在以后的测试中可能又恢复到原有实际水平的现象

小贴士

重复测量可减少回归因素的影响

第五章 医院健康教育

考点一 门诊教育

1.候诊教育→在患者候诊期间，针对候诊知识及该科常见疾病的防治所进行的健康教育

2.随诊教育→在诊疗过程中，医护人员根据病情对患者进行的口头教育和指导

小贴士

门诊教育侧重于常见病的防治

3. 咨询教育→医护人员对门诊患者或家属提出的有关疾病与健康的问题进行解答

4. 健康教育处方→在诊疗过程中，以医嘱的形式对患者的行为和生活方式给予指导

考点二 住院教育

入院教育→医院的有关规章制度，如生活制度、探视制度、卫生制度等

病房教育→病因、发病机制、症状、并发症、治疗原则、生活起居、饮食等知识

出院教育→医疗效果、病情现状、继续用药、定期复查等注意事项

考点三 健康教育实施程序

评估教育需求→确定教育目标→制定教育计划→实施教育计划→评价教育效果

 归纳总结
健康教育实施程序与护理程序异曲同工，顺序均是评估→计划→实施→评价

第六篇
医院感染护理学

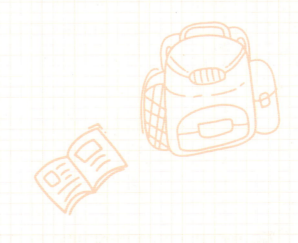

第一章 医院感染护理学绪论

考点一 属于医院感染的情况

1. 潜伏期→① 无明确→入院 48 小时后发生的感染
   　　　　② 有明确→入院超过平均潜伏期后发生的感染
2. 本次感染直接与上次住院密切相关
3. 在原有感染基础上出现其他部位新的感染，或在原感染基础上又分离出新的病原体的感染
4. 新生儿在分娩过程中和产后获得的感染
5. 医务人员在医院工作期间获得的感染

考点二 不属于医院感染的情况

1. 皮肤黏膜开放性伤口只有细菌定植而无炎症表现
2. 由于创伤或非生物性因子刺激而产生的炎症表现
3. 新生儿经胎盘获得（出生后 48 小时内发病）的感染
4. 病人原有的慢性感染在医院内急性发作

考点三 医院感染的分类

外源性感染（交叉感染）→病原体来自病人体外
内源性感染（自身感染）→病原体来自病人体内或体表的正常菌群或条件致病菌

第二章 医院感染的微生物学原理

考点一 人体正常菌群的分布

部位→皮肤、黏膜与外界相通的腔道（口腔、鼻咽部、肠道、生殖泌尿道）
种类→绝大部分是厌氧菌

考点二 人体正常菌群的生理作用

1. 营养作用→在肠道可降解食物残渣、合成维生素
2. 免疫调节作用→产生抗原物质，刺激机体免疫应答
3. 生物拮抗作用

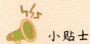

小贴士

判断医院感染主要是看病原体从哪里获得，而不是看在哪里发病

归纳总结

新生儿在分娩过程中和产后获得的感染属于医院感染，但是经胎盘获得的不属于医院感染

小贴士

人体不存在正常菌群的部位是无菌的部位，如颅腔、胸腔、腹腔

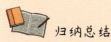

归纳总结

女性生殖道最常见的病原体→厌氧菌
医院感染最常见的病原体→细菌
ICU感染最常见的病原体→肺炎克雷伯菌

考点三 微生态的平衡与失衡

微生态的平衡 → 定位、定性、定量

微生态的失衡
- 原位菌群失调
  - 一度失调（可逆性）→ 正常菌群的结构和数量发生暂时性的变动
  - 二度失调（不可逆）→ 正常菌群结构、比例失调呈相持状态；如肠功能紊乱、口腔炎、阴道炎等
  - 三度失调（菌群交替症、二重感染）→ 原正常菌群大部分被抑制，只有少数菌种占决定性优势；如大量用广谱抗生素等
- 移位菌群失调 → 菌群的位置发生转移

考点四 细菌的定植条件

必须具有黏附力、必须有适宜的环境、必须有相当的数量

考点五 医院感染中常见的细菌

- 金黄色葡萄球菌 → 主要通过污染的手导致人与人之间的传播
- 铜绿假单胞菌 → 泌尿道、伤口、皮肤与软组织等部位感染
- 大肠埃希菌 → 泌尿道、腹腔、胆道、血液等的感染
- 肺炎克雷伯菌 → ICU最常见的条件致病菌

第三章 医院感染监测

考点一 医院感染监测的类型

- 综合性监测 → 医院感染管理工作的基础
- 目标监测

考点二 医院感染监测的重要指标

1. 医院感染发病率 → 在一定时间为一定人群中新发生的医院感染的频率

2. 医院感染罹患率 → 危险人群中新发生医院感染的频率；表示较短时间和小范围内感染的暴发或流行情况

3. 医院感染患病率（医院感染现患率）→ 在一定的时间或时期内，在一定的危险人群（住院病例）中实际感染（新、旧医院感染）例数所占的百分比

4. 医院感染部位发生率 → 特定部位感染危险人群中新发生该部位医院感染的频率

小贴士

医院感染的其他病原体，如真菌和病毒。常见的真菌感染有白念珠菌、热带念珠菌、曲霉菌。

巧记

伯伯住ICU（ICU最常见条件致病菌是肺炎克雷伯菌）

考点三 医院感染暴发的报告

情况	报告部门	报告时限
医院感染散发	医院感染管理科	24h 内
5 例以上疑似、3 例以上医院感染暴发	所在地县级地方人民政府卫生行政部门、所在地疾病预防控制机构	12h 内
10 例以上医院感染暴发、特殊病原体或者新发病原体、可能造成重大公共影响或严重后果的医院感染		2h 内

小贴士
医院感染暴发是指短时间内发生3例以上同种同源感染病例

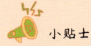
小贴士
调查医院感染暴发流行的基本原则和主要手段是边调查边采取措施

第四章 消毒与灭菌

考点一 消毒灭菌基本原则

　1.重复使用的诊疗器械、器具和物品，使用后应先清洁，再进行消毒或灭菌

　2.耐热、耐湿的手术器械，应首选压力蒸汽灭菌，不应采用化学消毒剂浸泡灭菌

　3.环境与物体表面，一般情况下先清洁，再消毒；当受到病人的血液、体液等污染时，先去除污染物，再清洁与消毒

小贴士
消毒：清除或杀灭病原微生物
灭菌：杀灭一切微生物

考点二 消毒作用水平

灭菌水平→杀灭一切微生物包括细菌芽孢
高水平消毒→杀灭一切细菌繁殖体包括分枝杆菌、病毒、真菌及其孢子和绝大多数细菌芽孢
中水平消毒→杀灭除细菌芽孢以外的各种病原微生物包括分枝杆菌
低水平消毒→杀灭细菌繁殖体（分枝杆菌除外）和亲脂病毒

考点三 常用消毒剂

灭菌水平→环氧乙烷、过氧化氢、甲醛、戊二醛、过氧乙酸等
高水平消毒→含氯制剂、二氧化氯、邻苯二甲醛、过氧乙酸、过氧化氢、臭氧、碘酊等
中水平消毒→碘类（碘伏、氯己定碘等）、醇类和氯己定的复方、醇类和季铵盐类化合物的复方、酚类等
低水平消毒→季铵盐类如苯扎溴铵，双胍类如氯己定等

考点四　医用物品的危险性分类

高度危险性（灭菌水平）→ 手术器械、穿刺针、腹腔镜、活检钳、心脏导管、植入物等

中度危险性（中水平消毒以上）→ 胃肠道内镜、气管镜、喉镜、肛表、口表、呼吸机管道、麻醉机管道、压舌板等

低度危险性（低水平消毒/清洁）→ 听诊器、血压计袖带；病床围栏、床面、床头柜、被褥；墙面、地面；痰盂（杯）和便器

考点五　选择消毒、灭菌方法的原则

1. 根据物品上污染微生物的种类、数量

致病菌芽孢、真菌孢子、分枝杆菌和经血传播病原体污染的物品 → 高水平或灭菌

真菌、亲水病毒、螺旋体、支原本、衣原体等污染的物品 → 中水平以上消毒

一般细菌和亲脂病毒等污染的物品 → 中水平或低水平消毒

2. 根据消毒物品的性质

耐高热、耐湿 → 首选压力蒸汽灭菌

耐热的油剂类、干粉类 → 干热灭菌

不耐热、不耐湿 → 低温灭菌（环氧乙烷灭菌、低温甲醛蒸汽灭菌）

光滑表面 → 消毒剂擦拭或紫外线照射

多孔材料表面 → 浸泡/喷雾消毒法

考点六　压力蒸汽灭菌

灭菌包重量 → 器械包不宜超过7kg，敷料包不宜超过5kg

灭菌包体积 → 下排气压力蒸汽灭菌器 ≤ 30cm × 30cm × 25cm
脉动预真空压力蒸汽灭菌器 ≤ 30cm × 30cm × 50cm

灭菌后物品存放架或柜 → 距地面20～25cm，离墙5～10cm，距天花板50cm

考点七　无菌物品储存有效期

14天 → 环境的温度低于24℃、湿度低于70%，纺织品材料包装

7天 → 未达到环境标准，纺织品材料包装

1个月（30天）→ 医用一次性纸袋包装

6个月（180天）→ 一次性医用皱纹纸、医用无纺布、一次性纸塑袋、硬质容器包装

考点八　紫外线消毒

1. 适用于室内空气和物体表面的消毒

2. 使用中的强度应不低于 70μW/cm²

3. 灯管高度距地面 1.8～2.2m，安装紫外线灯的数量平均 ≥ 1.5W/m³

4. 照射时间 ≥ 30分钟，从灯亮后 5～7min 开始计时

5. 每周用酒精布擦拭一次，灯管表面有灰尘、油污需随时擦拭

6. 紫外线强度计每年至少标定一次

小贴士

新紫外线灯强度不低于 90～100μW/cm²

轻松一刻

紫外线（UV）根据波长可分为UVA（长波）、UVB（中波）、UVC（短波），其中UVA导致皮肤晒黑，UVB能灼伤皮肤，UVC可用于杀菌

考点九　几种化学消毒剂的常考点

戊二醛 → 连续使用时间应 ≤ 14 天

过氧乙酸 → 原液浓度低于 12% 时不应使用，现配现用

过氧化氢 → 外科伤口、皮肤黏膜冲洗消毒，室内空气消毒（60min）

氯己定、季铵盐类 → 不宜与阴离子表面活性剂（如肥皂、洗衣粉）合用

考点十　消毒、灭菌效果监测

1. 压力蒸汽灭菌和干热灭菌的监测

物理监测 → 每灭菌批次

化学监测 → 每一灭菌包外、包内

生物检测 → 每周

B-D 测试 → 压力蒸汽灭菌器每日开始灭菌前进行

2. 化学消毒剂的效果检测

生物监测 → ①使用中灭菌用消毒液 → 无菌生长

②使用中皮肤黏膜消毒液 → 染菌量 ≤ 10cfu/ml

③其他使用中消毒液 → 染菌量 ≤ 100cfu/ml

化学监测 → ①含氯消毒剂、过氧乙酸 → 每日监测

②戊二醛 → 每周不少于 1 次

小贴士

灭菌合格率必须 100%

第五章 手、皮肤的清洁和消毒

考点一 手卫生作用

- 洗手 → 去除污垢、碎屑和部分致病菌
- 卫生手消毒 → 减少手部暂住菌
- 外科手消毒 → 清除或杀灭手部暂住菌和减少常住菌

小贴士

常住菌：一般不致病
暂住菌：易致病，常规洗手即可清除

考点二 洗手和对卫生手消毒的指征

1. 接触病人前后
2. 接触病人黏膜、破损皮肤或伤口前后，接触病人的血液、体液、分泌物、排泄物、伤口敷料等之后
3. 清洁、无菌操作前，包括进行侵入性操作前
4. 接触病人周围环境后，包括接触病人周围的医疗器械、用具等物体表面后

小贴士

洗手和卫生手消毒的指征要看清楚是"前"还是"后"

考点三 外科手消毒

1. 先洗手，后消毒
2. 范围：双手、前臂和上臂下 1/3

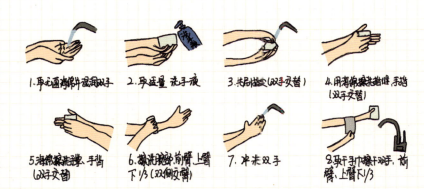

1. 取无菌水将打湿润双手 2. 取适量 洗手液 3. 长刷指甲（双手交替） 4. 用海绵擦拭指缝、手指（双手交替）

5. 海绵擦拭指缝、手背（双手交替） 6. 擦洗至前臂、上臂下1/3（双侧反臂） 7. 冲洗双手 8. 取干手巾擦干双手、前臂、上臂下1/3

考点四 皮肤消毒

部位	消毒液	作用范围
穿刺部位	碘伏原液、碘酊原液、氯己定 - 乙醇溶液、乙醇、复方季铵盐消毒剂原液	注射消毒面积 ≥ 5cm×5cm；中心静脉导管消毒范围直径 > 15cm
手术切口	碘伏原液、碘酊原液、氯己定 - 乙醇溶液	手术野及其外扩展 ≥ 15cm

考点五 黏膜、伤口创面消毒

擦拭法 → 含有效碘 1000 ~ 2000mg/L，≥ 2g/L 氯己定 – 乙醇溶液

冲洗法 → 含有效碘 500mg/L，≥ 2g/L 氯己定水溶液，3% 过氧化氢

小贴士

聚维酮碘溶液可用于阴道冲洗，浓度是500mg/L

第六章 医院环境的消毒

考点一 医院环境的分类

Ⅰ 类环境 → 洁净手术部和其他洁净场所

Ⅱ 类环境 → 非洁净手术部（室）、产房、导管室、血液病病区、烧伤病区等保护性隔离病区、重症监护病区、新生儿室等

Ⅲ 类环境 → 母婴同室、消毒供应中心的检查包装灭菌区和无菌物品存放区、血液透析中心（室）、其他普通住院病区等

Ⅳ 类环境 → 普通门（急）诊及其检查、治疗室，感染性疾病科门诊和病区

归纳总结

Ⅰ 类："洁净"场所

Ⅱ 类：非"洁净"、特殊病房

Ⅲ 类：普通病房

Ⅳ 类：污染病房

考点二 医院不同环境的空气卫生标准

分类	空气平均菌落数	物体表面平均菌落数
Ⅰ 类	≤ 4.0CFU/（30min·皿）	≤ 5.0CFU/cm²
Ⅱ 类	≤ 4.0CFU/（15min·皿）	
Ⅲ 类	≤ 4.0CFU/（5min·皿）	≤ 10.0CFU/cm²
Ⅳ 类		

巧记

空气平均菌落数：

四大皆空（4类环境都是 ≤ 4.0，区别是培养时间不同）

第七章 隔离与防护

考点一 标准预防

将患者血液、体液、分泌物（不包括汗液）均视为具有传染性

考点二 特殊感染的疾病

经空气传播疾病 → 结核、水痘、麻疹

经飞沫传播疾病 → 流行性腮腺炎、白喉、呼吸道合胞病毒感染

需行接触隔离的疾病或情况 → 皮肤白喉、大面积烧伤、多重耐药细菌（MRSA、VRE、艰难梭状菌、泛耐药鲍曼不动杆菌等）

巧记

经空气传播疾病：妈妈没空喝水（麻疹、空气、结核、水痘）

考点三 特殊感染疾病的隔离措施

疾病传播	隔离措施
经空气	1. 每个房间适当通风，有条件使用负压病房 2. 进入室内的工作人员应戴医用防护口罩 3. 病人需限制在病房活动
经飞沫	1. 进入室内的工作人员应戴医用防护口罩 2. 无条件时，同种疾病患者可同住一室。两病床之间距离不少于1.1m 3. 限制病人的活动范围，如离开病房，应戴外科口罩
接触隔离	尽可能单人单间，或同种疾病病人住一间，进入病房应戴手套、穿隔离衣

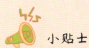

小贴士

经空气传播的疾病：病人不能离开病房

经飞沫传播疾病：病人可离开病房

第八章 合理使用抗菌药物

考点一 抗菌药物的作用机制

1. 干扰细菌细胞壁合成
2. 损伤细胞膜
3. 影响细菌蛋白质的合成
4. 抑制细菌核酸的合成

巧记

抗菌药物的作用机制：核弹别摸（核酸、蛋白质、细胞壁、细胞膜）

考点二 外科手术预防性抗菌药物使用原则

分类	具体的手术	是否预防用抗菌药物
清洁手术	如甲状腺手术、疝修补术、输卵管结扎术、膝软骨摘除术	否
清洁手术	1. 手术涉及重要脏器（如头颅、心脏、眼内手术等），异物植入手术（如人工心脏瓣膜置换手术、人造关节置换术等） 2. 手术范围大、时间长 3. 高龄或免疫缺陷等高危人群	是
清洁-污染手术	上、下呼吸道，上、下消化道，泌尿生殖道手术，或经以上器官的手术	
污染手术	1. 胃肠道、尿路、胆道液本大量溢出或开放性创伤未经扩创等已造成手术野严重污染的手术 2. 术后有发生感染高度可能者	

考点三 预防性抗菌药物使用方法

1. 在皮肤、黏膜切开前 0.5 ~ 1h 给药，或麻醉开始时给药
2. 手术时间超过 3h，或失血量超过 1500ml，可术中给予第 2 剂
3. 抗菌药物总预防用药时间不超过 24h

第九章 医院感染与护理管理

考点一 常见医院感染的判断

1. 呼吸机相关性肺炎→接受机械通气 48 小时后发生或撤机、拔管 48 小时内出现
2. 血管导管相关感染→留置血管导管期间及拔除血管导管后 48 小时内发生
3. 导尿管相关尿路感染→留置导尿管后或拔除导尿管 48 小时内发生
4. 手术部位感染
① 切口浅部组织感染→手术后 30 天内
② 切口深部组织感染、器官（或腔隙）感染→无植入物的手术于术后 30 天内，有植入物的手术于手术后 1 年内

考点二 呼吸机相关性肺炎的预防要点

1. 声门下分泌物引流
2. 每周更换 1 次呼吸机管路
3. 湿化罐内灭菌水每 24 小时更换 1 次
4. 需呼吸机辅助呼吸的患者优先考虑无创通气

考点三 预防 ICU 医院感染的原则

提倡非侵入性监护，尽量减少使用侵入性血流动力学监护频率

考点四 护理人员的职业防护

1. 利器刺伤处理→挤血并冲洗伤口、清创、消毒，包扎、报告和记录、跟踪监测
2. 被抗原阳性血液污染的针头等锐利器械刺破皮肤或溅污眼部、口腔黏膜→立即注射高效免疫球蛋白

小贴士
万古霉素一般不作为常规的预防性用药

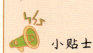
小贴士
医院感染中有 30% ~ 50% 与不恰当操作有关

小贴士
1. 切口浅部组织：皮肤和皮下组织
2. 切口深部组织：切口深部软组织（深筋膜和肌肉）
3. 器官（或腔隙）：除皮肤、皮下、深筋膜和肌肉以外的器官或腔隙

第十章 特殊病原体的感染途径及消毒

考点一 特殊病原体的感染途径

疾病	病原体	主要感染途径
甲肝、戊肝	HAV、HEV	粪－口传播
乙肝、丙肝、丁肝	HBV、HCV、HDV	血液传播
艾滋病	HIV	性接触、血液传播、母婴传播
淋病	淋病奈瑟菌	性传播
梅毒	苍白螺旋体	
流行性出血热	汉坦病毒	经鼠咬或革螨、恙螨、蚤、蚊叮咬传播，垂直传播，呼吸道、消化道、伤口接触传播
炭疽	炭疽杆菌	接触传播、消化道传播、呼吸道传播
结核病	结核分枝杆菌	呼吸道传播、消化道传播

考点二 炭疽的消毒方法

1. 治疗废弃物和有机垃圾应全部焚烧
2. 已确诊为炭疽的家畜应整体焚烧，严禁解剖
3. 病畜的粪尿消毒后深埋2m以下
4. 炭疽杆菌可形成芽孢，因此不得使用中、低效消毒剂
5. 污染的皮毛、皮张可焚毁，或用环氧乙烷熏蒸

巧记

甲、乙、丙、丁、戊肝的感染途径：甲戊是头尾两个，对应粪和口；乙丙丁肝是血液传播

巧记

一只热到流汗的老鼠（流行性出血热的传染源是鼠，病原体是汉坦病毒）

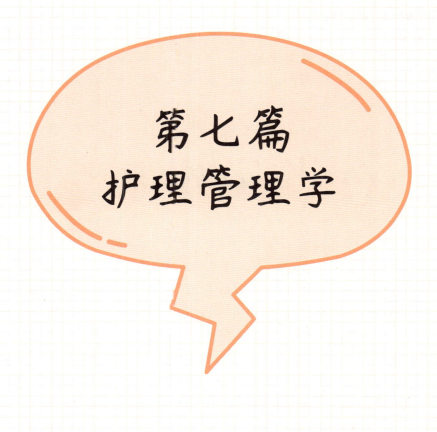

第七篇
护理管理学

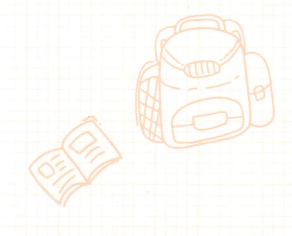

第一章 绪论

考点一 管理的基本特征

- 管理的二重性（自然属性和社会属性）
- 管理的科学性与艺术性
- 管理的普遍性与目的性

考点二 管理的对象

- 人 → 管理的最主要因素、核心
- 财 → 资金
- 物 → 设备、材料、仪器、能源等
- 时间 → 组织系统和自己的时间
- 信息

考点三 管理的方法

行政方法（最基本）、经济方法、法律方法、教育方法、社会心理学方法、数量分析方法、系统方法、权变方法、人本方法

考点四 管理的职能

- 计划职能 → 首要职能
- 组织职能 → 重要职能
- 人力资源管理 → 核心职能
- 领导职能
- 控制职能

 巧记

1. 手机（计划职能是首要职能）
2. 人心（人力资源管理是核心职能）

第二章 管理理论在护理管理中的应用

考点一 西方管理理论及提出者

分类	理论	提出者
古典管理理论	科学管理理论	泰勒
	管理过程理论	法约尔
	行政组织理论	韦伯
行为科学管理理论	人际关系学说	梅奥
	人性理论	麦格雷戈
	群体力学理论	库尔特·卢因

 巧记

1. 媒人（人际关系学说——梅奥）
2. 可乐（科学管理理论——泰勒）
3. 法国（管理过程理论——法约尔）

考点二 现代管理原理

系统原理 → 系统是由若干相互作用、联系的要素组成、具有特定功能的统一整体

人本原理 → 坚持以人为本，发挥被管理者的积极性、主动性

动态原理 → 要求管理者及时根据管理对象、管理目标的变化调整管理的策略与手段

效益原理 → 管理活动要以实现有效性、追求高效益为目标

第三章 计划工作

考点一 计划的类型

分类	内容
按计划的时间	长期计划（5年以上）、中期计划（1～5年）、短期计划（＜1年）
按计划的规模	战略性计划（实现战略目标的谋划，时间跨度较大）、战术性计划（针对组织内部具体工作任务，较小范围内和较短时间内实施的计划）
按计划的约束程度	指令性计划、指导性计划
按计划的内容	综合计划、专项计划
按计划的表现形式	目的或任务、目标、策略、政策、规程、规则、规划、预算

小贴士

计划工作的核心是**决策**

考点二 计划工作的原则

系统性原则
重点原则
创新原则
弹性原则
可考核性原则

巧记

重心可细谈（重点原则、创新原则、可考核性原则、系统性原则、弹性原则）

考点三 计划的步骤

1. 评估形势（SWOT）→ S（strength）- 组织内部的优势；W（weakness）- 组织内部的劣势；O（opportunity）- 组织外部可能存在的机遇；T（threats）- 组织外部可能的威胁或不利影响
2. 确定计划目标
3. 拟定备选方案
4. 比较备选方案

5. 选定最优方案
6. 制定辅助计划
7. 编制预算

考点四　目标管理的特点

1. 全员参与管理
2. 强调自我管理
3. 重视成果管理
4. 重视整体性管理

考点五　目标管理的过程

1. 制订目标 → ① 高层管理者制订总体目标
　　　　　　② 审议组织结构和各层级职责分工
　　　　　　③ 确定下级和个人的目标
　　　　　　④ 形成目标责任
2. 实施目标 → 协助指导、咨询、监督、支持、为下属创造良好的工作环境
3. 考核评价 → ① 考评成果
　　　　　　② 实施奖惩
　　　　　　③ 总结评价

考点六　目标管理中目标的特点

1. 目标数目不宜太多
2. 目标应数量化或具体化以便于考核
3. 目标应具有挑战性

考点七　时间管理的方法

1. ABC 时间管理法
   - A 级 → 最重要且必须完成
   - B 级 → 较重要很想完成
   - C 级 → 不太重要可以暂时搁置
2. 四象限时间管理法 → 按重要性和紧迫性把事情分为两个维度
3. 记录统计法 → 记录和总结每日的时间消耗情况

考点八　时间管理的策略

1. 消耗时间的计划化、标准化及定量化
2. 充分利用自己的最佳工作时间
3. 保持时间利用的连续性
4. 学会授权

 小贴士

ABC时间管理法由美国管理学家莱金（Lakein）提出

 小贴士

四象限时间管理法

	重要程度	
重要、不紧急 有计划去做		重要、紧急 立即去做
		紧急程度 →
不重要、不紧急 尽量别去做		紧急、不重要 交给别人做

5. 学会拒绝

6. 善于应用助手

考点九 决策的类型

分类	内容
按决策的重要性	战略决策、战术决策
按决策所涉及的问题	程序化决策（常规决策）、非程序化决策（非常规决策）
按环境因素的可控程度	确定型决策、不确定型决策、风险型决策
根据决策的主体	个人决策、区体决策

考点十 决策的步骤

1. 识别决策问题

2. 确定决策目标

3. 拟订方案→经验、创造（2条途径）

4. 评析备选方案

5. 选择最优方案→3个标准：全局性、适宜性、经济性

6. 实施决策方案

7. 评价决策效果

考点十一 团体决策的方法

    头脑风暴法→产生创造性方案的一种简单方法

    名义集体决策法

    互动群体法→简单易行，常用的管理决策方法

    德尔菲法

    专家会议法

第四章 组织工作

考点一 组织的类型

1. 正式组织→有共同目标、明确职责和协作关系

2. 非正式组织→情感相投的基础上，有共同的兴趣爱好

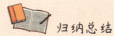

归纳总结

战略与战术：

1. 计划按规模划分为战略计划和战术计划

2. 决策按重要性分为战略决策和战术决策

轻松一刻

世界上最快而又最慢，最长而又最短，最平凡而又最珍贵，最易被忽视而又最令人后悔的，就是时间

考点二 组织结构的基本类型

1. 直线型组织结构（最简单）

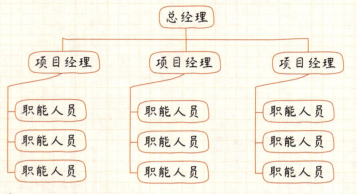

优点 → 组织关系简明，各部门目标清晰

缺点 → 权力过分集中；较大规模、业务复杂的组织不适用

2. 职能型组织结构

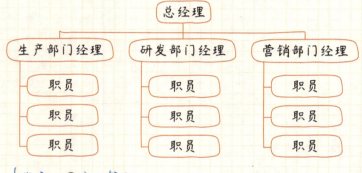

优点 → ① 分工较细

　　　② 减轻上层管理者的负担

缺点 → ① 多头领导，不利于组织的集中领导和统一指挥

　　　② 各职能部门间横向联系不够

　　　③ 适应环境变化的能力有限

3. 直线-职能型组织结构

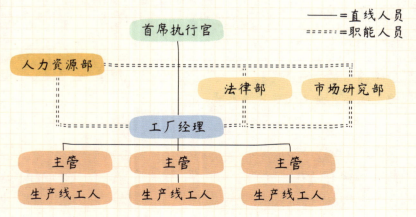

——— = 直线人员
===== = 职能人员

小贴士

1. 直线型组织结构又称
单线型组织结构

2. 职能型组织结构又称
多线型组织结构

轻松一刻

直线部门一般指企业内负责生产或销售的部门，而职能管理部门指人事、会计、法律部等

优点→统一指挥，严格责任制；根据分工和授权程度，发挥职能人员的作用

4.**矩阵型**组织结构

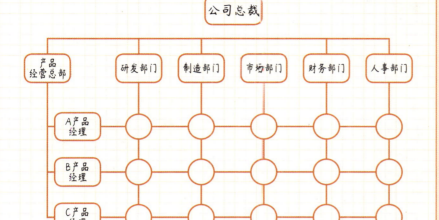

特点→有纵向和横向两个方面，直线部门管理者有纵向指挥权，按职能分工的管理者有横向指挥权

5.其他：团队、委员会、网络组织

考点三 组织设计的原则

1.目标明确原则
2.统一指挥原则
3.专业化分工原则
4.层幅适当原则
5.责权对等原则
6.稳定适应原则

考点四 组织设计的步骤

1.职能设计
2.结构设计
3.职务设计
4.岗位设计
5.协调设计
6.规范设计
7.反馈和修正

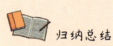
归纳总结
高层领导到基层领导的层次：2~4个层次为宜
小组讨论：6~10人

考点五　护理组织文化的建设

易接受性 → 容易被护理人员理解、认同和接受
群众性 → 要求每一位护理人员积极参与
针对性 → 根据自身的实际情况建设
独特性 → 体现护理专业的个性；从本院特色出发

小贴士

护理价值观是护理组织文化的核心

考点六　临床护理组织方式

1. 个案护理（特别护理或专人护理）：一名护士在当班期间承担一名病人所需要的全部护理

优点 → ①及时、全面观察病人的病情变化
　　　②及时解决病人身心问题
　　　③任务明确，责任心增强
　　　④培养护士发现及解决问题能力
缺点 → 所需费用高，人力消耗多

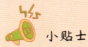

小贴士

重点掌握临床护理组织方式中每种组织方式的工作模式和特点

2. 功能制护理：以工作为中心，每1～2名护士负责特定任务

优点 → ①节省人力、经费、设备、时间
　　　②分工明确
　　　③工作效率较高
缺点 → ①忽视病人的心理和社会因素，护理缺乏整体性
　　　②护理工作机械性和重复性，不能发挥主动性和创造性

3. 小组护理：一组护士负责一组病人

优点 → ①成员间协调合作，相互沟通，工作气氛好
　　　②护理工作有计划、有评价，病人得到较全面护理
　　　③充分发挥各成员的能力、经验与才智
缺点 → ①护士没有确定的服务对象，影响责任心
　　　②人力成本较高，对组长要求高

4. 责任制护理：责任护士运用护理程序的工作方法，对病人从入院到出院提供连续、全面、整体的护理

优点 → ①病人获得整体、相对连续的护理
　　　②护士工作的独立性增强
　　　③护士责任感、成就感增加，工作兴趣和满意度增加
　　　④加强与病人、家属、其他医务人员的沟通
缺点 → ①对责任护士要求高
　　　②人力、物力多，费用较高，受人员编制、素质等限制

第五章 护理人力资源管理

考点一 人力资源管理的基本原则

1. 职务要求明确原则
2. 责权利一致原则
3. 公平竞争原则
4. 用人之长原则
5. 系统管理原则

考点二 护理人力资源配置的原则

1. 满足患者护理需要原则
2. 合理结构原则
3. 优化组合原则
4. 经济效能原则
5. 动态调整原则

考点三 护理人力资源配置

1. 医院各类人员的比例

① 医院高级、中级、初级员工比例：

- 一级医院→1：2：（8~9）
- 二级医院→1：3：8
- 三级医院→1：3：6

② 医院在岗护士至少达到卫生技术人员的 50%

③ 三级医院临床一线护士占护士总数至少 ≥ 95%

2. 床护比

① 病房护士总数与实际床位比至少达到 0.4：1

② 重症监护室护士与实际床位比不低于（2.5~3）：1

③ 手术室护士与手术间比例不低于 3：1

3. 护患比

① 重症监护病房护患比为（2.5~3）：1

② 新生儿监护病房护患比为（1.5~1.8）：1

考点四 排班的基本原则

1. 满足需求原则
2. 结构合理原则
3. 效率原则
4. 公平原则
5. 分层使用原则

考点五　排班的类型

集权式排班 → 排班者为护理部或科护士长
分权式排班 → 排班者为病区护士长
自我排班 → 病区护理人员自己排班

考点六　临床护士的规范化培训

分类	内容
院内培训方法	自学、临床实践、定期查房、专题讲座、读书报告会、短期培训班、实际操作训练、科室轮转
院外培训方法	全脱产学习，业余大学培训，各学会专科护士培训，自学高考，网络及远程教育培训，国内外进修、参观及各种形式的学术交流

小贴士

护理技术人员每年参加继续护理学教育的最低学分为25学分

考点七　护理人才的类型

类型 → 护理管理人才、护理教育人才、临床护理专家
层次 → 普通、优秀、杰出

考点八　护理人才的结构

个体结构 → 品德结构、知识结构、智能结构
群体结构 → 专业结构、能级结构、年龄结构、智能结构

巧记

智能的专辑年年大卖

（群体结构：专业结构、能级结构、年龄结构、智能结构）

第六章　领导工作

考点一　领导的作用

指挥作用、协调作用、激励作用

考点二　领导权力

用人权 → 聘任或免去下属职务
决策权 → 确定组织目标和实现目标的途径
指挥权 → 调度人、财、物、时间、信息
经济权 → 支配财物
奖罚权 → 奖励和处罚下属

小贴士

权力性影响力不稳定，随地位的改变而改变，所以才有"人走茶凉"

考点三　领导影响力

权力性影响力 → 传统因素、职位因素、资历因素
非权力性影响力 → 品格因素、才能因素、知识因素、感情因素

考点四 领导的作风

专权型 → 领导者个人决定一切
民主型 → 发动下属讨论，共同商量，集思广益，然后决策
放任型 → 给予下属高度的自主权

考点五 领导生命周期理论

1. 不成熟的下属 → 高工作、低关系
2. 初步成熟的下属 → 高工作、高关系
3. 比较成熟的下属 → 低工作、高关系
4. 成熟的下属 → 低工作、低关系

考点六 授权的原则

1. 明确目标
2. 合理授权
3. 以信为重
4. 逐级授权
5. 带责授权
6. 适度授权（最根本的准则）
7. 授中有控
8. 宽容失败

考点七 授权过程

1. 选择需要授权的工作
2. 确定授权对象
3. 落实授权内容
4. 为被授权者排除工作障碍
5. 授权后的监督与跟踪
6. 评价授权效果

考点八 激励的过程

洞察需要 → 激励机制的源头
明确动机 → 激励机制的前提
满足需要 → 激励机制的核心
激励与反馈、约束相互补充

小贴士

领导生命周期理论又称情景领导理论，它认为最有效的领导风格应随员工成熟度改变

巧记

头破洞，提着一只鸡，心满意足（洞察需要是源头，明确动机是前提，满足需要是核心）

考点九 激励理论及提出者

- 需要层次理论 → 马斯洛
- 激励-保健理论 → 赫兹伯格
- 公平理论 → 亚当斯
- 期望理论 → 弗隆姆

考点十 激励-保健理论

影响因素	情绪	举例
保健因素	与不满情绪有关	属于工作环境或工作关系，如工作条件、组织政策、人际关系
激励因素	与满意情绪有关	属于工作本身或工作内容，如工作上的成就感、对未来发展的期望

第七章 组织沟通

考点一 沟通过程

- 信息源
- 编码 → 发送者将信息译成接收者能理解的符号
- 传递信息
- 解码 → 接收者将信息翻译成自己能够理解的形式
- 反馈

考点二 组织沟通的形式

分类	方式	特点
正式沟通	按照组织设计的结构系统和信息流动的渠道等进行	优点：效果较好，有较强约束力，易于保密，具有权威性 缺点：速度较慢，比较刻板，不够灵活
非正式沟通	正式沟通渠道以外	优点：沟通方便、内容广泛、方式灵活、速度快，容易及时了解到正式沟通中难以获得的信息 缺点：信息容易失真、不确切、难以控制，形成的小集团和小圈子会影响员工关系的稳定和组织的凝聚力

 巧记

1. 伯伯做保健（激励-保健理论，赫兹伯格）
2. 母亲的期望（期望理论，弗隆姆）

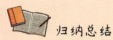 归纳总结

1. 伯伯做保健（赫兹伯格提出激励-保健理论）
2. 伯伯住ICU（ICU感染最常见的条件致病菌是肺炎克雷伯菌）
3. 伯伯行动不便（韦伯提出行政组织理论）

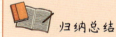 归纳总结

正式与非正式的分类：
正式沟通与非正式沟通
正式组织与非正式组织

考点三 沟通障碍

1. 发送者的障碍→①目的不明，导致信息内容的不确定性
    ②表达模糊，导致信息传递错误
    ③选择失误，导致信息误解的可能性增大
    ④言行不当，导致信息理解错误

2. 接收者的障碍→①过度加工，导致信息的模糊或失真
    ②知觉偏差，导致对信息理解的偏差
    ③心理障碍，导致信息的阻隔或中断
    ④思想观念上的差异，导致对信息的误解

3. 沟通通道的障碍→①选择不适当的沟通渠道
    ②几种媒介互相冲突
    ③沟通渠道过长
    ④不合理的组织结构

考点四 有效沟通的方法

1. 创造良好的沟通环境
2. 学会有效地聆听
3. 强化沟通能力
4. 增强语言文字的感染力
5. "韧"性沟通
6. 重视沟通细节的处理

考点五 有效沟通的策略

1. 使用恰当的沟通方式→"条条大道通罗马"
2. 考虑接收者的观点和立场→具有"同理心"
3. 充分利用反馈机制
4. 以行动强化语言→"言行一致"
5. 避免一味说教

考点六 谈话的技巧

1. 做好谈话计划
2. 善于激发下级的谈话愿望
3. 善于启发下属讲真情实话
4. 掌握发问技巧，善于抓住重要问题
5. 善于运用倾听的技巧

小贴士

沟通障碍几乎每年都考，重点掌握不同障碍对应的具体例子，如题：以下属于接收者障碍的是

小贴士

"韧"性沟通指反反复复地与某一个人进行沟通

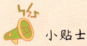

小贴士

有效沟通策略的考法一般是给出具体例子，判断属于哪一策略，如题："条条大路通罗马"体现了有效沟通的什么策略

第八章 冲突与协调

考点一 冲突的分类

分类依据	内容
按照冲突对组织绩效的影响	建设性冲突、破坏性冲突
按照冲突发生的层次	个人内心冲突、人际关系冲突、团队间冲突、组织层次冲突

考点二 处理冲突的方法

1. 协商→双方派出代表通过协商的办法解决
2. 妥协→双方都退让一步
3. 第三者仲裁→靠权威人士、共同上级或法规来解决
4. 推延→拖延时间，任其发展
5. 不予理睬
6. 和平共处→求同存异，和平共处
7. 压制冲突→可收效于一时，但没有消除冲突根源
8. 转移目标→引进一个外部竞争者
9. 教育→开诚布公地与双方沟通和讨论，帮助其改变思想和行为
10. 重组组织

考点三 协调的原则

1. 目标导向
2. 勤于沟通
3. 利益一致
4. 整体优化
5. 原则性与灵活性相结合

考点四 协调的基本要求

1. 及时协调与连续协调相结合
2. 从根本上解决问题
3. 调动当事者的积极性
4. 公平合理
5. 相互尊重

小贴士

1.建设性冲突：目标一致，手段或认识不同

2.破坏性冲突：目标不同

小贴士

协调成功与否的一个检验标准：能否调动起当事者的积极性

第九章 控制工作

考点一 控制的类型

分类依据	内容
按控制的性质	预防性控制、更正性控制
按控制的方式	正式组织控制、群体控制、自我控制
按实施控制的来源	内部控制、外部控制
按控制的手段	间接控制、直接控制
按控制的节点	前馈控制、过程控制、反馈控制

考点二 前馈、过程和反馈控制

前馈控制（预防控制）→ 计划实施前采取预防措施

过程控制（同步控制）→ 纠正措施在计划执行的过程中

反馈控制（后馈控制）→ 发生在行动结束之后

考点三 有效控制的特征

1. 明确的目的性
2. 信息的准确性
3. 反馈的及时性
4. 经济性 → 效益与成本进行比较，应是效益＞成本
5. 灵活性 → 控制系统应具有足够的灵活性以适应变化
6. 适用性 → 有效控制系统应是合理、适用的
7. 标准合理性 → 控制的标准是先进、合理且能达到的
8. 战略高度 → 重点放在容易出现偏差或造成的危害很大的地方
9. 强调例外 → 控制手段应顾及例外情况的发生
10. 多重标准
11. 纠正措施

小贴士
有效控制的特征考法：
题目给出具体概念，判断属于哪种特征

考点四 有效控制的原则

1. 与计划相一致的原则
2. 同组织文化相匹配的原则
3. 控制关键点原则 → 重点关注薄弱环节，以及关键环节
4. 直接控制原则
5. 标准合理性原则 → 标准应是可测量、可考核的
6. 追求卓越原则
7. 控制例外情况的原则
8. 控制趋势的原则
9. 灵活控制的原则

小贴士
控制的关键：纠正偏差

第十章 护理质量管理

考点一 标准化的表现形式

统一化 → 重复性的同类工作和事物规定统一的质量要求
规格化 → 实质是将物质技术质量定型化和定量化
系列化 → 同一项工作中各个工作环节同时进行标准化
规范化 → 选择性技术的质量标准化形式，如手术方案

考点二 PDCA 循环管理

计划（plan）→ 执行（do）→ 检查（check）→ 处理（action）

考点三 常见的护理缺陷

违反护理规范、常规 ┤ 药物名称、剂量查对失误
病人姓名、床号查对失误

执行医嘱不当 ┤ 盲目执行医嘱
未按要求执行医嘱

工作不认真，缺乏责任感 ┤ 护士责任心不强（如不按时巡视病房）
语言不严谨
护理记录缺陷

护理管理不善造成的缺陷 ┤ 抢救设备、药品管理不善
疏于对护士的业务培训和技术考核
护理人员法律知识缺乏、法律责任意识不强

考点四 护理质量评价的内容

护理人员的质量评价 ┤ 基本素质评价
行为过程评价
行为结果评价
综合评价

临床护理活动的质量评价 ┤ 基础质量评价（要素质量评价）
环节质量评价
终末质量评价（护理结果评价）

巧记

被双规，很痛惜（规格化、规范化、统一化、系列化）

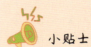

小贴士

PDCA循环是美国质量管理专家戴明提出，又称戴明循环

考点五 临床护理活动的质量评价

分类	评价的内容/指标
基础质量评价	组织结构、环境、仪器设备、护理人员素质等，如急救物品完好率达100%
环节质量评价	1. 护理技术操作合格率 2. 基础护理合格率 3. 特护、一级护理合格率 4. 各种护理表格书写合格率 5. 一人一针一管执行率 6. 常规器械消毒灭菌合格率
终末质量评价	评价护理活动的最终效果，如病人满意度、压疮发生率

考点六 常用的质量评价统计方法

分层法→整理数据

调查表法→收集数据

排列图法（主次因素分析图）→把影响因素按影响程度从大到小的顺序排列

因果分析图（特性因素图、树枝图、鱼刺图）→以结果出发，依次找出大原因、中原因、小原因

控制图（管理图）→检查质量波动是否处于控制状态

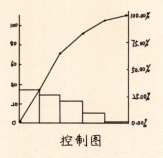

控制图

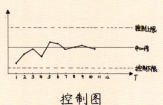

控制图

 巧记

银牌控，很掉粉（因果分析图、排列图法、控制图、调查表法、分层法）

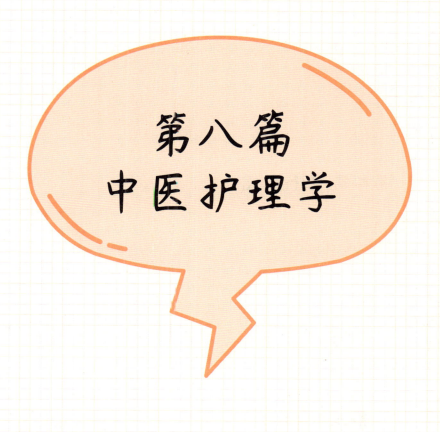

第八篇
中医护理学

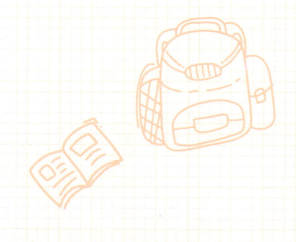

第一章 阴阳学说

考点一 阴阳的特点

阴阳	特点
阳	运动的、外向的、上升的、温热的、无形的、明亮的、兴奋的
阴	静止的、内守的、下降的、寒冷的、有形的、晦暗的、抑制的

考点二 阴阳学说的基本内容

1. 阴阳的对立制约
2. 阴阳的互根互用
3. 阴阳的消长平衡
4. 阴阳的相互转化

第二章 五行学说

考点 五行的特性

五行	古称	特性
木	木曰曲直	生长、升发、条达、舒畅
火	火曰炎上	温热、上升、光明
土	土爰稼穑	生化、承载、受纳
金	金曰从革	沉降、肃杀、收敛
水	水曰润下	滋润、下行、寒凉、闭藏

第三章 脏腑

考点一 五脏的别称

五脏	别称
心	"君主之官" "生之本" "五脏六腑之大主"
肺	"华盖" "娇脏"
脾	"后天之本" "气血生化之源"
肝	"刚脏"
肾	"先天之本"

小贴士

阴阳消长：量变
阴阳的互相转化：质变

小贴士

自然界的五行归类
五色：青赤黄白黑
五气：风暑湿燥寒
五方：东南中西北

小贴士

人体的五行归类
五脏：肝心脾肺肾
五官：目舌口鼻耳
情志：怒喜思悲恐

考点二　六腑的别称

六腑	别称
胆	"中精（清）之府"　"清净之府"
胃	"太仓"　"水谷之海"
小肠	"受盛之官"
大肠	——
膀胱	"州都之官"
三焦	"孤腑"

考点三　五脏的生理功能

五脏	生理功能
心	主血脉，主神明
肺	主气、司呼吸，主通调水道，朝百脉
脾	主运化，主统血
肝	主疏泄，主藏血
肾	主藏精，主水，主纳气

考点四　六腑的生理功能

六腑	生理功能
胆	贮藏和排泄胆汁，主决断
胃	主受纳，腐熟水谷
小肠	主受盛化物和泌别清浊
大肠	主传导糟粕与主津
膀胱	主贮藏尿液和排泄尿液
三焦	主运行津液和通行元气

考点五　奇恒之腑的生理功能

奇恒之腑	别称	功能
脑	髓海、元神之府	主精神、意识、思维和感觉
女子胞	胞宫、子宫	主持月经和孕育胎儿

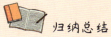

归纳总结

1. 五脏的生理特点：化生、贮藏精气
2. 六腑的生理功能：受盛、传化水谷
3. 奇恒之腑的生理功能为：主藏精气而不泻

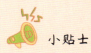

小贴士

1. 胆：六腑之首
2. 奇恒之腑：脑、髓、骨、脉、胆、女子胞

考点六 脏与腑之间的关系

$$\text{相表里}\begin{cases}\text{心——小肠}\\\text{肺——大肠}\\\text{脾——胃}\\\text{肝——胆}\\\text{肾——膀胱}\end{cases}$$

第四章 气、血、津液

考点一 气、血、津液的概念

1. 气：人体内活力很强、运行不息的极精微物质
2. 血：循行于脉中而富有营养的红色液态物质，由脾胃运化的水谷之精微所化生
3. 津液：津和液的总称，机体一切正常水液的总称

考点二 气、血、津液的生理功能

名称	生理功能
气	推动作用、温煦作用、防御作用、固摄作用、气化作用
血	濡养、化神
津液	滋润濡养、充养血脉

第五章 辨证

考点一 表里证的表现

表里		表现
表证	表寒证	恶寒重,发热轻,头身疼痛明显,无汗,流清涕，口不渴，舌质淡，脉浮紧
	表热证	发热重，恶寒轻，头痛，咽喉疼痛，有汗，流浊涕，口渴，舌质稍红，苔薄白不润，脉浮数
	表虚证	恶风，恶寒有汗，舌质淡，舌苔薄白，脉浮而无力
里证		病程长、病位深、病情复杂
半表半里证		寒热往来，胸胁胀满，口苦咽干，心烦，欲呕，不思饮食，目眩，舌尖红，苔黄白，脉弦

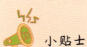

小贴士

血的特点：由心所主，藏于肝，统于脾，循行于脉中

小贴士

四气

1. 元气：先天之气
2. 宗气：后天之气
3. 营气：行于脉中具有营养作用的气
4. 卫气：行于脉外具有保卫作用的气

小贴士

1. 八纲：阴、阳、表、里、寒、热、虚、实
2. 八纲辨证的总纲：阴阳

考点二 寒热证的表现

寒热		表现
寒证	实寒证	畏寒，四肢冷痛，口不渴或喜热饮，肤色紫暗，面青，脉细而涩等；寒邪直中脏腑，舌淡，苔润，脉沉迟
	虚寒证	怕冷恶寒，四肢不温。面色白，脘腹冷痛，喜按喜暖，舌淡，苔白
热证	实热证	烦躁，面红目赤，渴喜冷饮，胸痛，痰黄，腹痛拒按，大便秘结，小便短赤，舌红苔黄，脉洪数、滑实
	虚热证	五心烦热，咽燥口干。舌红，少津，脉细数

考点三 虚实证的表现

虚实		表现
虚证	气虚证	语言低怯，气短懒言，易疲乏，精神不振，体质虚弱
	血虚证	腹胀，便溏，少气懒言，四肢倦怠，肌肉消瘦
	阴虚证	急躁易怒，头痛眩晕，耳鸣，眼干畏光或肢体麻木，面色潮红，舌红，少津
	阳虚证	恶寒肢冷，腰背酸软，男性阳痿、早泄，女性经少，性欲低下
实证		反映邪气太盛，而正气尚未虚衰，邪正相争剧烈

考点四 阴阳证的概念

1. 阴证：体内阳气虚衰或寒邪凝滞的证候
2. 阳证：体内热邪炽盛或阳气亢盛的证候

考点五 阴阳证的表现

阴阳	表现
阴证	精神萎靡，面色晦暗，身寒肢冷，短气懒言，语声低微，喜静，不渴或喜热饮，腹痛喜按，舌质淡嫩，舌苔润滑，脉沉迟细弱
阳证	精神亢奋，面色发红，身热肢温，喜伸展，气粗多言，语声洪亮，喜动，舌质红，苔黄，脉象多洪数有力

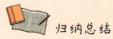

归纳总结

1. 表里：辨别疾病部位深浅、病情轻重、病势趋向
2. 寒热：辨别疾病性质
3. 虚实：辨别邪正盛衰
4. 阴阳：概括证候类别

小贴士

心的辨证

1. 心血虚证：面色不华，脉细无力，唇舌色淡
2. 心气虚证：倦怠，神疲无力，舌淡白

考点六 脾的辨证

证候	表现
脾气虚证	纳少腹胀,大便溏薄,肢体倦怠,少气懒言,舌淡,苔白,脉缓弱
脾阳虚证	腹胀纳少,腹痛喜温喜按,畏寒肢冷,周身浮肿,小便不利,舌淡,苔白,脉沉迟无力
脾不统血证	便血,妇女月经过多、崩漏,食少便溏,神疲乏力,面色无华,舌淡,苔白,脉细弱
寒湿困脾证	泛恶欲吐,口淡不渴,头身困重,面色晦黄,肢体浮肿,小便短少,舌淡,苔白,脉濡缓

考点七 肝的辨证

证候	表现
肝气郁结证	情志抑郁或急躁易怒,胸闷不舒,痛经,或乳房胀痛,弦脉
肝阳上亢证	易怒,头痛,目胀,面红目赤,头晕耳鸣,失眠多梦,腰膝酸软,舌红,少津,脉弦细数
肝火炽盛证	头晕胀痛,面红目赤,口苦咽干,大便秘结,小便黄赤,舌红,苔黄,脉弦数
肝风内动证	眩晕欲仆、抽搐、震颤等
肝阴虚证	头晕耳鸣,两目干涩,面部烘热,潮热盗汗,胁肋胀痛,舌红,少津,脉弦细数
寒凝肝脉证	少腹牵引睾丸坠胀冷痛,受寒则盛,得热则缓,舌苔白滑,脉沉弦或迟
肝胆湿热证	胁肋胀痛,口苦,腹胀,纳少呕恶,大便不调,小便短赤,舌红,苔黄腻,脉弦数

考点八 卫气营血辨证

证候	入侵的特点	主要表现
卫分证	温热病的初期阶段,邪入侵肌表	发热,微恶风寒,脉浮数等
气分证	温热病邪侵入脏腑	发热不恶寒,口渴,苔黄等
营分证	温热之邪,内陷心营,以实质性损害为主要病机	身热夜甚,舌红绛,心烦不寐,或神昏等
血分证	温邪深入血分,导致血热亢盛、动血耗血	斑疹密布,出血及舌质深绛

小贴士

肾的辨证

1.肾阳虚证:腰膝酸软而痛,畏寒肢冷,精神萎靡,舌淡苔白,脉沉弱,或男子阳痿、女子宫寒不孕

2.肾阴虚证:腰膝酸软,眩晕耳鸣,失眠多梦,男子遗精早泄,女子经少经闭,形体消瘦,潮热盗汗,舌红,少津,脉细数

小贴士

胃的辨证

1.胃热炽盛证:胃脘灼痛,吞酸嘈杂,或渴喜冷饮,消谷善饥,大便秘结,小便短赤,舌红,苔黄,脉滑数等

2.胃阴不足证:胃脘隐痛,饥不欲食,大便干结,或时作干呕,舌红,少津,脉细数等

第六章 经络

考点一 经络的概念

1. 经脉：经络的主干部分，以上下纵行为主
2. 络脉：经络的细小部分，从经脉中分出侧行

考点二 十二经络的走向

部位、经络	阴经（属脏）	阳经（属腑）	分布部位	
手	手太阴肺经	手阳明大肠经	上肢	前缘
	手厥阴心包经	手少阳三焦经		中线
	手少阴心经	手太阳小肠经		后缘
足	足太阴脾经	足阳明胃经	下肢	前缘
	足厥阴肝经	足少阳胆经		中线
	足少阴肾经	足太阳膀胱经		后缘

考点三 十二经脉走向

经脉	走向
手三阴经	从胸走手
手三阳经	从手走头
足三阳经	从头走足
足三阴经	从足走腹胸

第七章 主要病因与病机

考点一 外感病因的特点

项目	特点
六淫	外感性、季节性、地域性、相兼性
疫疬	传染性强，易于流行 发病急骤，病情危笃 一气一病，症状相似

考点二 内伤病因

要点	特点
七情内伤	怒则气上，喜则气缓，悲则气消，恐则气下，惊则气乱，思则气结

小贴士

经脉：十二经脉、奇经八脉、十二经别、十二经筋、十二皮部

络脉：十五络脉、浮络、孙络

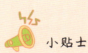

小贴士

1. 六淫：风、寒、暑、湿、燥、火六种外感病邪的统称
2. 七情：喜、怒、忧、思、悲、恐、惊

要点	特点
饮食失宜	饮食不节、饮食不洁、饮食偏嗜 主要损伤脾胃
劳逸失度	过度劳累：劳力过度、劳神过度、房劳过度 过度安逸：安逸少动、气机不畅，阳气不振、正气虚弱，长期用脑过少

考点三 基本病机

病机	特点／表现	
邪正盛衰	直接关系着疾病的发生发展、转归和病证虚实变化	
阴阳失调	疾病发生、发展的内在根据	
气、血、津液失常	气的失常	气不足（气虚）、气行失常
	血的失常	血不足、血行失常（出血和血瘀）
	津液的失常	津液不足，津液输布、排泄障碍

第八章 防治原则

考点一 预防

要点	特点
未病先防	1.护正气以抵外邪：调养正气是提高抗病能力的关键 2.避虚邪以安其正：病邪疫毒是导致疾病发生的重要条件
既病防变	在发生疾病以后要早期诊断、早期治疗，防止疾病的进一步发展与转变

小贴士

中医的未病先防相当于现代预防医学的一级预防

考点二 治则

要点	内容
正治与反治	指所用药物性质的寒热、补泻效用与疾病的本质、征象之间的从逆关系
治标与治本	"本"和"标"是一个相对的概念，主要是用以说明病变过程中各种矛盾的主次关系
扶正与祛邪	疾病过程是正气与邪气矛盾双方互相斗争的过程
三因制宜	因时制宜、因地制宜、因人制宜

第九章 中医护理的基本内容

考点一 四诊

要点	内容
望诊	观察色、神、形、态、头颈、五官、躯体、四肢、皮肤、络脉及排泄物、舌苔等
闻诊	听声音和嗅气味
问诊	问寒热、汗、疼痛、头身胸腹不适、耳目、睡眠、饮食口味、二便、经带
切诊	包括脉诊和按诊，是在病人体表的部位进行触、摸、按、压

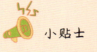

小贴士

中医四诊：**望闻问切**

考点二 情志护理的原则

诚挚体贴、因人施护、怡情养性、避免刺激

考点三 情志护理的方法

说理开导法 → 对病人进行劝说开导

释疑解惑法 → 解除病人对事物的误解、疑惑

宣泄解郁法 → 让病人把抑郁于胸中的不良情绪宣达、发泄出去

移情易性法 → 转移或改变人的情绪和注意力

以情胜情法 → 有意识地用一种情志抑制另一种情志

暗示法 → 指医护人员用语言、情绪、行为、举止等给病人暗示

顺情从欲法 → 顺从病人的意志、情绪

小贴士

食物的四性、五味

四性：**寒热温凉**

五味：**辛甘酸苦咸**

考点四 饮食调护的基本要求

要点	内容
饮食有节	不可过饥过饱，以免伤及脾胃
饮食有方	正确的饮食方法：细嚼慢咽、食物硬软适当、冷热适宜
合理膳食	饮食不要偏嗜
辨证施食	调护原则："寒者热之""热者寒之""虚则补之""实则泻之"

小贴士

一般药的煎药时间

头煎：**20～30min**

二煎：**10～15min**

考点五 食物性味及功效

性味	功效	实物举例
寒性（苦寒、甘寒）	清热、泻火、解毒	苦瓜、冬瓜、马齿苋、茭白、芦笋、海带、紫菜、蛤蜊、蟹、藕、柚、甘蔗、香蕉、西瓜、荞麦
凉性（甘凉）	清热、养阴	芹菜、丝瓜、黄瓜、茄子、萝卜、荸荠、枇杷、草莓、柠檬、粟米、大麦
热性（辛温、辛热）	温中散寒、益火助阳	辣椒、桂皮、胡椒
温性（甘温）	温中、补气、通阳、散寒	芫荽、蒜、葱、韭菜、花椒、鳝鱼、鸡肉、红糖、石榴、荔枝、桃、杏、糯米、高粱

考点六 饮食禁忌

类型	忌食
脾胃虚寒腹泻	寒凉生冷
热证	辛辣、炙烤等热性食物
阳虚	宜温补，忌用寒凉
阴虚	宜滋补、清淡，忌用温热
虚证	耗气损津、腻滞难化的食物
风热证、痰热证、斑疹疮疡	腥、膻、辛辣等发物

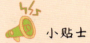

小贴士

发物：能引起旧疾复发，新病增重的食物，如腥、膻、辛辣等食物

考点七 服药时间

- 饭后 → 对胃肠有刺激性的药物及消食药
- 空腹 → 补益药、驱虫药、攻下药
- 晨起空腹 → 峻下逐水药
- 疟疾发作前的2小时 → 截疟药
- 睡前 → 安神药、缓泻通便药
- 晚间 → 涩精止遗药

小贴士

汤剂的服用
1.一般每日1剂，煎2次分服
2.两次间隔时间4～6h
3.服药与进食间隔1h

考点八 服药温度

温度	药物举例
温服	对胃肠有刺激的药物，如乳香、没药
热服	回阳补益药、发汗解表药、活血化瘀药
冷服	止血、收敛、清热、解毒、祛暑等汤剂

考点九 汤药煎煮法

要点	内容
容器	陶瓷砂锅、瓦罐
用水	洁净、矿物质少
浸泡	煎药前多数药物宜用冷水浸泡，一般浸泡0.5～1h
火候	先武火煮沸后改用文火

第十章 常用中医护理适宜技术

考点一 灸法的适应证与禁忌证

要点	内容
适应证	虚寒证，如胃脘痛、泄泻、风寒湿痹而致的腰腿痛、疮疡久溃不敛、月经不调等
禁忌证	1.凡属实热、阴虚阳亢、邪热内炽引起的发热、咳嗽等 2.颜面部、大血管部位有破溃或溃疡的皮肤 3.心前区、大血管处、乳头、腋窝、肚脐、会阴、孕妇腹部和腰骶部

考点二 拔罐法的适应证与禁忌证

要点	内容
适应证	风寒湿痹、外感风寒、咳嗽、喘逆、跌打损伤、胃肠功能失调等
禁忌证	1.高热、昏迷、抽搐、全身水肿、恶性肿瘤、各种皮肤病及溃疡、出血性疾病、凝血功能障碍、肌肉瘦削、体质虚弱者 2.骨骼凹凸不平及毛发多处、大血管部位、孕妇腹部及腰骶部

考点三 耳穴压丸法的适应证与禁忌证

要点	内容
适应证	缓解各种急、慢性疾病的临床症状，如失眠、疼痛、便秘、恶心和呕吐等
禁忌证	1.耳郭局部有炎症、冻疮或皮肤溃破者 2.孕妇

小贴士

施灸的顺序
先上后下
先阴后阳
先头项、颈背，后腹部、四肢

小贴士

晕灸表现
1.轻者：心慌、胸闷、恶心、呕吐
2.重者：可突然意识丧失、昏仆在地、大汗淋漓、面色苍白等

小贴士

耳穴压丸法留置时间
夏天：1～3天
冬天：3～7天

刮痧法的适应证与禁忌证

	内容
适应证	1. 外感性疾病所致的不适，如高热、头痛、恶心、呕吐、腹痛、腹泻等 2. 各类骨关节病引起的疼痛，如腰腿痛、肩关节疼痛等症状 3. 粉刺
禁忌证	1. 浮肿 2. 有出血倾向的疾病：严重贫血、血小板减少性紫癜、白血病、血友病等 3. 感染性疾病：急性骨髓炎、结核性关节炎、传染性皮肤病、皮肤疖肿包块等 4. 皮肤肿胀破溃 5. 不配合者：醉酒、精神分裂症、抽搐等 6. 孕妇的腹部、腰骶部

考点五　刮痧法的注意事项

1. 室内空气流通，忌对流风
2. 刮痧时取单一方向，不要来回刮
3. 刮痧后，嘱卧床休息，保持情绪安定；饮食宜清淡，忌食生冷油腻

考点六　湿热敷法的适应证与禁忌证

要点	内容
适应证	软组织损伤，骨折临床愈合后肢体功能障碍，肩、颈、腰腿痛，膝关节痛，药物外渗引起的静脉炎及疖、痈等急性化脓性感染未破溃等
禁忌证	外伤后患处有伤口、皮肤急性传染等

考点七　中药泡洗法的适应证与禁忌证

要点	内容
适应证	外感发热、失眠、便秘、皮肤感染及中风恢复期的手足肿胀
禁忌证	心肺功能障碍、出血性疾病、孕妇

考点八　中药泡洗法的注意事项

1. 糖尿病、心脑血管病及女性月经期间慎用
2. 防烫伤，糖尿病、足部皲裂病人的泡洗温度适当降低

小贴士

刮痧顺序
先头面后手足
先腰背后胸腹
先上肢后下肢
先内侧后外侧

小贴士

刮痧的要求：
每个部位刮20～30次
局部刮痧5～10min

小贴士

湿热敷单次面积：不超过全身面积的1/3

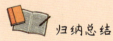

归纳总结

1. 灸法、拔罐法、刮痧法均不能用在孕妇的腹部、腰骶部
2. 耳穴压丸法、中药泡洗法孕妇禁忌

小贴士

中药泡洗法
全身和局部泡洗温度
40℃左右，时长为30min